世界的な脊椎外科医が教える

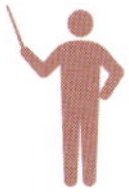

やってはいけない

脊柱管狭窄症の治し方

知ってほしい！
最新の医療と
最強の知恵

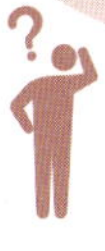

白石脊椎クリニック 院長 白石 建

JN130622

青春出版社

はじめに

「アメリカでは良い医師を見つけるのはたやすいが、医療に高額なお金がかかる。日本では医療費は安いが、良い医師を探すことがとても難しい」

これは、ある医事評論家の意見ですが、言い得て妙だと思います。

アメリカ人は高い保険に加入しようとあくせくし、いっぽう日本人は情報を求めて右往左往するわけです。

実際、新聞や雑誌の医療特集、テレビの医療番組などをご覧になればわかるように、日本はまさに情報過多の態を示しています。

しかし、マスメディアから提供されるこの手の情報は、あなたにとって本当に有益なものなのでしょうか。私には、情報があまりにも錯綜《さくそう》していて個人を迷わせているように思えてなりません。

「もう少し早く来てくれたら、もっといい状態まで治せたかもしれないのに……」

脊椎《せきつい》を専門とする私のクリニックには、どうしてこんなに悪くなるまで放っておいたのだろう、と思うような患者さんがときどき来られます。

そういう方にお話を聞くと、本や雑誌で紹介された脊柱管狭窄症《せきちゅうかんきょうさくしょう》を自分で治す、という方法を律儀に続けてこられたというケースがたいへん多い。

また、

「いますぐ手術しないと歩けなくなるって言われたんですけど……」

診察に行った先でそう脅されたと不安いっぱいで相談に来られる方もいます。

こちらで診察をしてみると、たしかに脊柱管に狭窄は見られるものの、経過観察で十分ということもよくあります。

この本を手に取ってくださったあなたも、もしかしたら身に覚えがあるかもしれません。

ここでちょっとあなたの「脊柱管狭窄症やってはいけない度」を確認してみましょう。次の項目を読んで正しいと思うもの、思い当たるものにチェックを入れてみてください。

□脊柱管狭窄症は、高齢者がなる病気である
□腰痛の一種で、命にはかかわらない
□整骨院や鍼灸院で治せる
□整形外科にかかれば安心である
□早く手術をしないと手遅れになると言われた
□お医者さんに聞きたいことがあるが、聞きにくい

どうでしょうか。

実は、ここにあげたのはすべて間違った知識や対応です。ですから、もし、ひとつでもチェックがついた方には、ぜひとも本書を読んでいただきたいのです。

私は脊椎《せきつい》外科医として、この病気で苦しむ人が一人でも少なくなればという気持ちで、日本だけでなく欧米やアジアなどの世界中から依頼を受けて、研究や治療、手術の指導にあたってきました。多くの方に正しい治療を受けていただきたい、という一心でテレビの取材を受け、手術の現場にテレビカメラが入ったこともあります（TBSの『世界のスーパードクター』という番組で放映されました）。

「従来にない画期的な手術」として放映されたあとは、病院の電話が鳴りやまず、外来に患者さんがあふれたため、「白石先生は初診をしないでください」と病院側から泣きつかれたほどです。

このとき施した手術は「白石法」というもので、世界では「Shiraishi's muscle-sparing technique」と呼ばれ、現在、脊椎手術の新たなスタンダードとして広がりを見せています。

これは、従来の手術法を受けた方たちの声を聞きながら、

「もっといい方法があるのではないか」

「もっと患者さんのためになる治療法があるはずだ」

という信念のもと、いわば患者さんたちと二人三脚で作り上げた方法です。

これまで私は、医療は常に前を向いて研鑽《けんさん》を続けねばならないという思いで治療に取り組んできました。昨日より今日、今日より明日、もっといい治療ができるはずだ、という姿勢で医療の現場に専心することが私の仕事です。

しかし、氾濫する情報に翻弄《ほんろう》される患者さんを目の当たりにし、

「これ以上不幸な患者さんを増やさないために、これだけは言っておかなければ！」

ということを、この本にまとめてみました。

本書が、脊柱管狭窄症で苦しんでいる方、家族が脊柱管狭窄症になってしまった方、そして、将来のために正しい知識を身につけておきたいという方にとって、後悔しない治療を受けるための一助となれば、著者として望外の喜びです。

もくじ

2章 ここだけチェック！
脊柱管狭窄症の基本と最新医学

3章 やってはいけない「医者・手術」の選び方
病院に行く前に知っておいてほしいこと

75

5章 痛みやしびれを手遅れにさせない！
脊柱管狭窄症で後悔しないための対策法 169

6章 脊椎の病気の患者さんを一人でも救うために

本文イラスト　ＭＥＤＩＣＡ　川本満
著者写真　富本真之
本文デザイン　浦郷和美
本文ＤＴＰ　森の印刷屋
構成　中山圭子
企画協力　天才工場
編集協力　早川愛

1章

これだけは言っておきたい！

間違いだらけの「脊柱管狭窄症」常識

350万人を超える「脊柱管狭窄症」の患者数

「パソコンでの仕事が多いのですが、最近座りっぱなしだと足腰がしびれるようになって。同僚に脊柱管狭窄症じゃない？　っていわれたんですが……」

「若いころからぎっくり腰や腰痛がひどくて……。久しぶりに整形外科へ行ったら、新たに脊柱管狭窄症、という診断を受けました」

「健康のために歩くようにしているのですが、下半身がしびれて休み休みじゃないと歩けなくなってしまって……。間欠跛行《かんけつはこう》って症状でしょうか？」


こんな訴えとともに「脊柱管狭窄症」という病名が世間に認知されるようになってきました。

近年、「脊柱管狭窄症」と診断される患者さんは増加しており、日本整形外科学会の調査によると、腰部脊柱管狭窄症の患者さんだけでも、全国に約365万人とも言われています。特に**70歳以上では10人に1人の割合**になります。腰の患者さんだけでもこれだけ多いのです。

多くの人が悩まされているにもかかわらず、この病気についての正しい知識はというと意外と知られていないのが現状です。

「テレビで観たのでわかる」
「雑誌で読んで知っている」

こういった方でも、きちんと理解されていないことがよくあります。〝知ってて知らない常識〟というようなことが多々ありますので、患者さんと話をしていてカン違いしがちな点、気になった点をまとめてみたいと思います。

脊柱管狭窄症、〝自分で治せる〟の意外な落とし穴

「痛みがなくなった」は「治った」ではありません

医者にかからず自分で治せたらどんなにいいでしょう。

たしかに、慢性腰痛など、筋力をつけるなどの自分でできる運動療法が効果的なものもありますが、しびれなどの神経症状が出る脊柱管狭窄症は、まったく別物。

体操やストレッチで固く縮まった筋肉やずれた骨格が若干矯正されることで、一時的に圧迫が軽減し、痛みを逃すことができる場合もありますが、これはあくまで一時的なもの。それで狭くなった脊柱管が広がることはありません。少し動けばまた圧迫

され痛みも再発することがほとんど。**根本的な解決にはなりません。**

一時的な痛み逃しとして利用するのはいいのですが、**「痛みがなくなった=治った」ではない**ことを知っておいてください。

つまり、身もふたもないことをいうようですが、**脊柱管狭窄症に関していえば、残念ながら自分で治すことはできません。**

「自分で治す」という謳《うた》い文句に人気は集まりがちですが、**治るというのは狭窄している箇所が広くなるということ。**自分で脊柱管を広げることができますか?

病院に行かずに済ませたいと思うみなさんの気持ちもよくわかります。

けれど、症状が進行してから来られる患者さんの中には、雑誌や本などメディアで知った体操などを自己流で行い、痛みが和らいだから効いている、治ってきていると勘違いして悪化させている方が多く、

「もっと早く治療できたら、もっとよくなったのに……」

と残念に思うケースがたくさんあるのです。

「運動療法」は専門医の診察を受けてから

間違ってはいけないのは、運動なら何でも体によいわけではないということ。

重量挙げの選手が椎間板《ついかんばん》ヘルニアなど脊椎の病気を抱えている人が多いのと同じように、**よかれと思って毎日していた運動や体操が、逆に体をすり減らしていた**、というのはよくあることです。

腰痛、肩こり、首の痛みなど、「医者に行くほどでは……」とためらうものでも、まずは脊椎専門医を受診するのが、結局はお金も時間もいちばん節約できます。

なんでもそうですが、現状をきちんと把握するのが問題解決の近道です。

⬇ストレッチや体操では、脊柱管は広がらない

「腰痛の一種」くらいに思っていると、危ない

「腰痛が悪化して脊柱管狭窄症になる」のではない

「立ち仕事で腰痛がひどくなり、医者に行ったら脊柱管狭窄症と言われた」

家事や仕事で長時間立っていて腰痛が悪化、検査をしたら脊柱管狭窄症だった、という話を、知人やご家族から聞いた人はいないでしょうか。健康雑誌の腰痛の特集でも、腰痛の原因の一つとして脊柱管狭窄症をとりあげているものを多く見かけます。

「脊柱管狭窄症といえば、腰が痛くなる病気」

こうした常識が定着しつつあることに、とても危機感を感じます。

痛みよりも、しびれが危険

確かに、脊柱管狭窄症は腰の部分で起こることが割合的に多いのは事実です。

また、腰痛や坐骨《ざこつ》神経痛のように痛みを伴う症状が出るのも間違ってはいません。

しかし、脊柱管狭窄症の症状は、どちらかといえば**痛みよりもしびれや脱力（麻痺《まひ》）のほうが脊髄《せきずい》や馬尾《ばび》といった神経の本幹への圧迫が疑われるため深刻**です。これは、首、腰、どちらで狭窄が起こっても同じこと。しびれや脱力（麻痺）の症状が進行すると、次のような日常生活に重大な支障をきたす症状が出てきます。

- 手や足の力が入らなくなる（脱力）
- 排尿・排便障害が起こる

↓痛み以上に、しびれや脱力に要注意

どこで起きた狭窄かで、こんなに違う

首か胸か腰か…

「脊柱管」は、背骨（脊椎《せきつい》）の後ろ側にある、**脊髄《せきずい》（神経の本幹）が通るトンネル状の空間**のこと。この大事な脊髄が通るトンネルが、何らかの原因で狭窄《きょうさく》（狭くなること）して神経が圧迫されると、しびれや痛み、脱力（麻痺）などの神経症状が起きます。これが「脊柱管狭窄症」です。

一口に脊柱管狭窄症といっても、実は、狭窄が起こって神経が圧迫される部位によって症状も治療法もさまざまです。

背骨（脊椎）には、頸部《けいぶ》、胸部《きょうぶ》、腰部《ようぶ》の三つの部分があり、脊柱管狭窄症も圧迫される部位によって、それぞれ**頸部脊柱管狭窄症**、**胸部脊柱管狭窄症**、**腰部脊柱管狭窄症**と呼ばれます（頸部脊柱管狭窄症は、さらに頸椎症性脊髄症《けいついしょうせいせきずいしょう》と頸椎症性神経根症《しんけいこんしょう》とがありますが、ひとまず頸部脊柱管狭窄症と大きくまとめておきます）。

腰（腰部）での発症が最も多く、次に多いのが首（頸部）です。

胸（胸部）の脊柱管狭窄症の割合は低いので、脊柱管狭窄症は主に腰と首の病気として知られています。

痛み、しびれ、脱力……、圧迫される神経の部位で症状も変わる

脊柱管狭窄症の主な症状は、痛み、しびれ、脱力（麻痺《まひ》）といった神経症状。これらは神経のどの部分が圧迫されているかによって違ってきます。

狭窄の起こった部位によって、症状や治療法が違う！

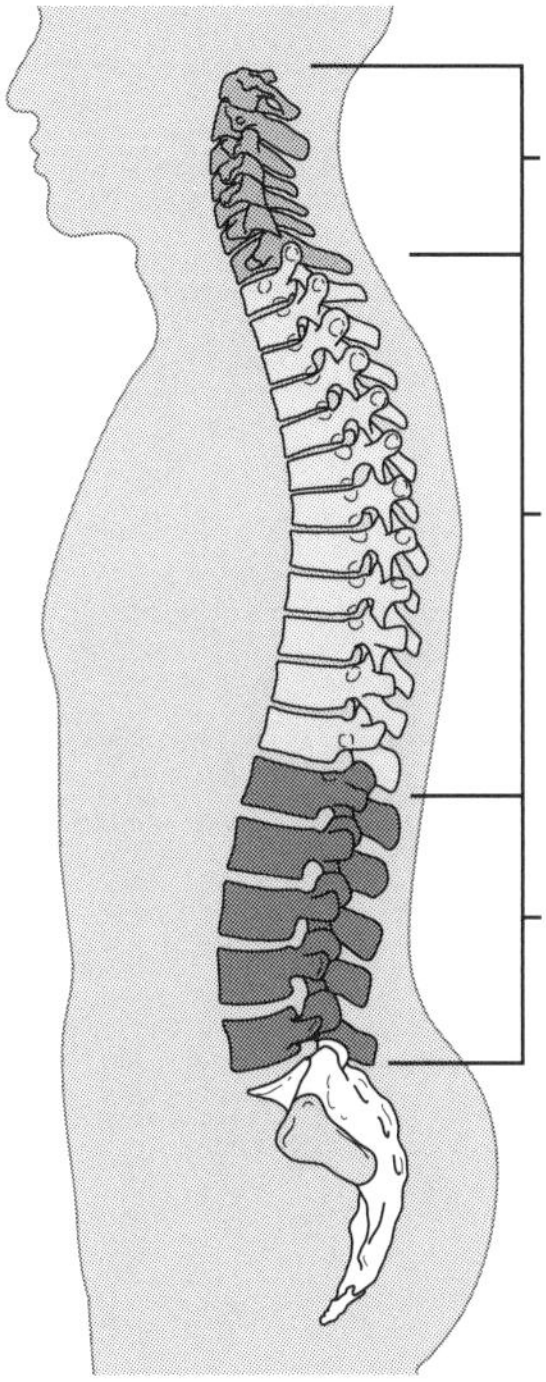

頚部

首・肩・肩甲骨や背中・手や指先の痛み、しびれ、手足の脱力。狭心症のような痛み。

排尿・排便障害

頚部からのしびれなどは、グローブアンドストッキングタイプの感覚障害といって、両手に手袋、両足にくつ下をつけた範囲に起こります。

胸部

胴体から下肢にかけてのしびれ、脱力

排尿・排便障害

＊痛みはなし

腰部

臀部、太もも、ふくらはぎなど下半身の痛み、しびれ、脱力

排尿・排便障害

＊症状が進むと、頚部でも、下位の症状をともなってくる

圧迫の部位	症状
脊髄・馬尾（神経の本流）	しびれ、脱力（マヒ）、体の両方に出る
頚部または腰部の神経根（神経の支流）	痛み、体の片方に出る 運動マヒ＜ 頚部　上肢のみ／腰部　下肢のみ

脊柱管の中にある神経には、頚部と胸部では「脊髄」、腰部では「馬尾《ばび》」（脊髄の末端部分）といったいわば〝神経の本流〟にあたる部分と、脊髄や馬尾から枝分かれした「神経根」という〝神経の支流〟にあたる部分があります。

本流である**脊髄や馬尾が圧迫されると、主にしびれや脱力（麻痺）**といった神経症状が出ます。また、**症状の出る場所は左右差はあるものの、体の両側**になります。

頚部で起こった場合は、正確には「頚部脊柱管狭窄症」という名前になります。

腰部の場合は、腰部脊柱管狭窄症の「馬尾型」などと言われます。

一方、支流にあたる**神経根（頚部・腰部）が圧迫され**

脊柱管とは、そもそも背骨のどの部分にあたるのか？

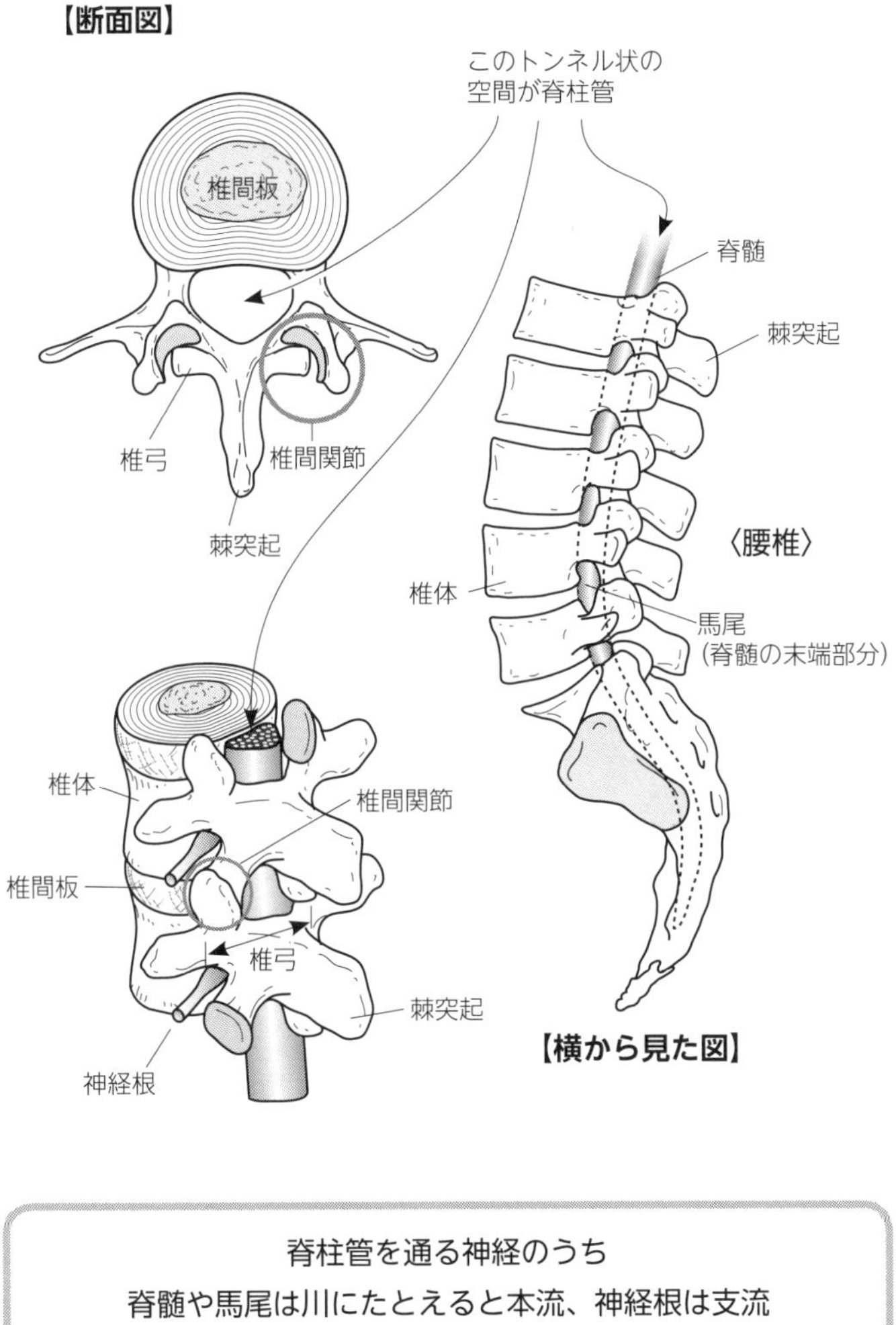

脊柱管を通る神経のうち

脊髄や馬尾は川にたとえると本流、神経根は支流

ると、主に痛み、時に運動マヒなどの神経症状になることが多く、圧迫されている神経根が右側なら右だけ、左側なら左だけといったように**体の片側に症状が出ます**。

頚部で起こった場合は、正確には「頚椎症性神経根症」という名前になります。腰部の場合は、腰部脊柱管狭窄症の「神経根型」などと言われます。

もっぱら「腰の病気」「腰痛の一種」などとして認識されている脊柱管狭窄症ですが、このように首から腰まで背骨に守られた脊柱管の中を走る脊髄を中心とした神経への影響によって起こる「全身の病気」なのです。

2章で、さらにくわしく説明していますので、こちらも合わせてご覧ください。

⬇ 脊柱管狭窄症は、腰だけの病気じゃない！

首の脊柱管狭窄症を知っていますか?

下半身マヒですむか、全身マヒになるか

脊柱管狭窄症は腰だけの病気ではないことはおわかりいただけたと思います。
さらに、**注意したいのは腰よりも首**、ということも知っておいてください。
というのも、首の脊柱管狭窄症は全身にかかわってくるからです。

なぜ、首の脊柱管狭窄症が恐いのか。
それは脊髄を川にたとえて考えるとよくわかるでしょう。

川の上流がせき止められると下流に影響が及ぶのと同じように、**脊髄も上流部分である頸部が傷つくと、下流にあたる下半身にまで神経症状が及んでしまう**のです。

たとえば、ちょっと転んで首をひねった。ところが倒れたまま起き上がらない。手や脚など体全体が動かず、どうしたんだと病院にかつぎこまれたところ、「脊髄損傷です」と診断され、全身に麻痺が残ってしまった……。

このように、たった一か所の頸椎への衝撃で全身の麻痺が起こってしまう、というのが首の脊柱管狭窄症なのです。

逆にいえば、下流である腰部で神経の圧迫や損傷が起こっても、上流の胸部や頸部へ、つまり上半身への影響が出ることはありません。

乱暴な言い方をするなら、腰の部分で脊柱管

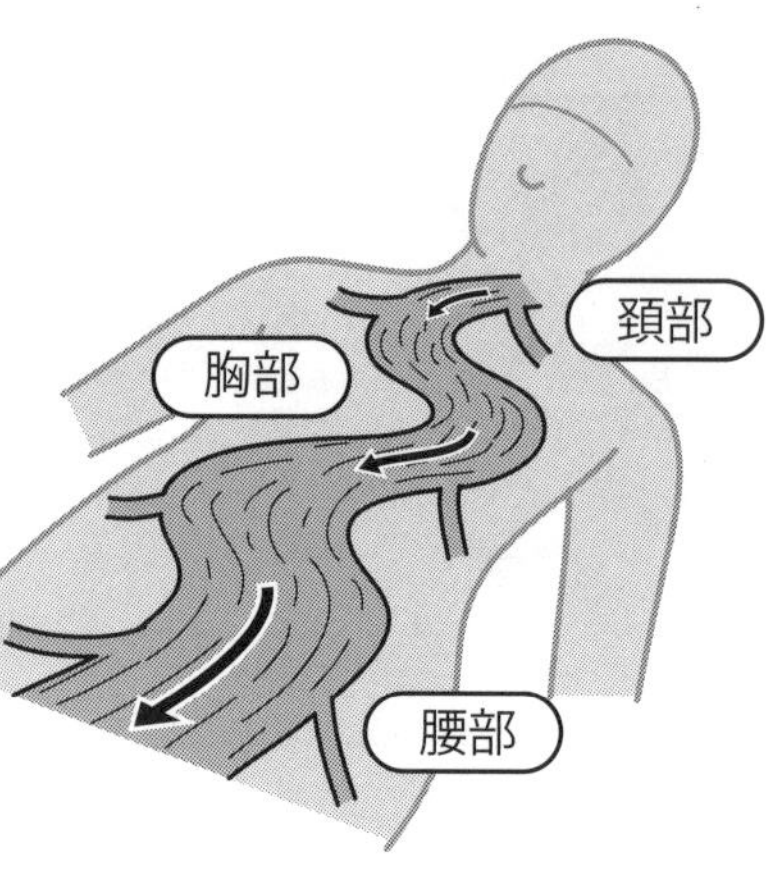

正常頸椎の MRI

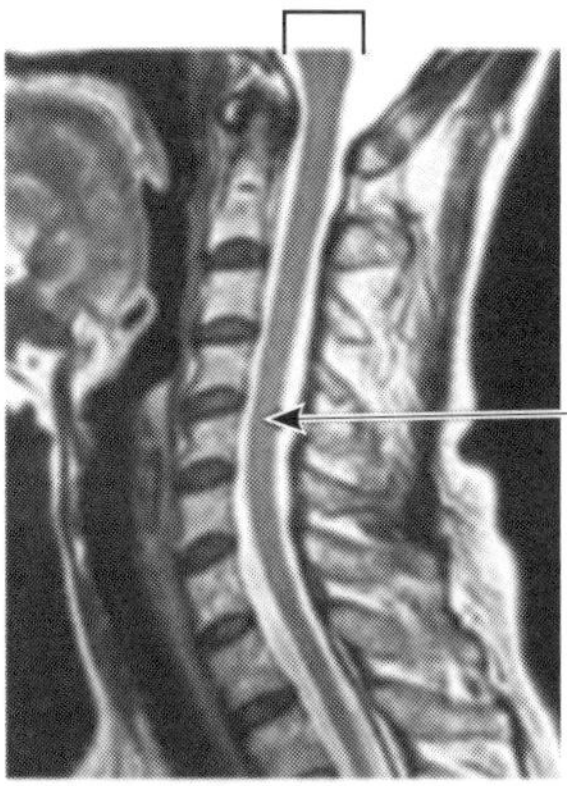

首の縦断面

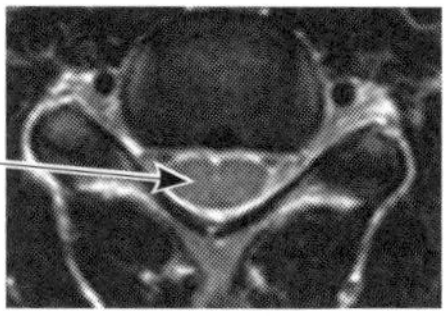

首の横断面

脊柱管が狭くなった頸椎

脊髄が締め付けられ、くびれている

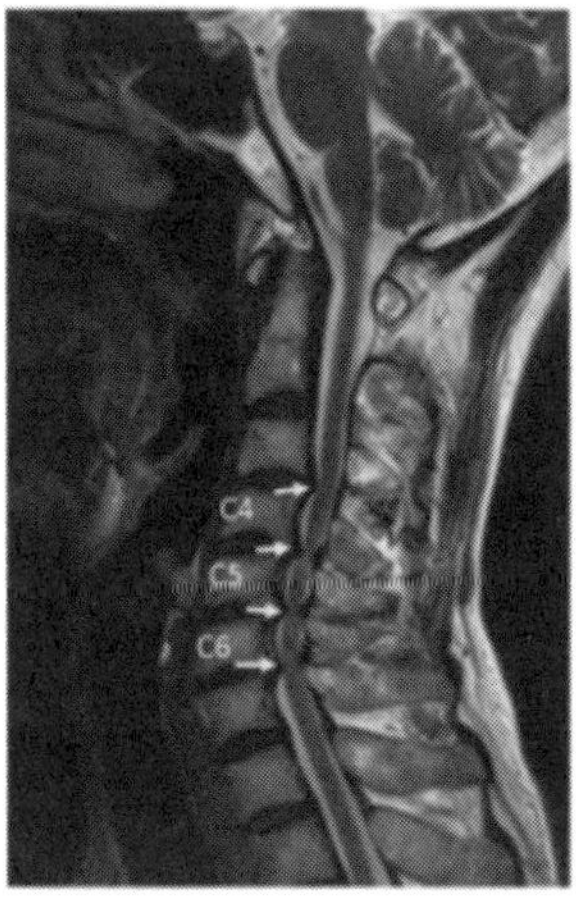

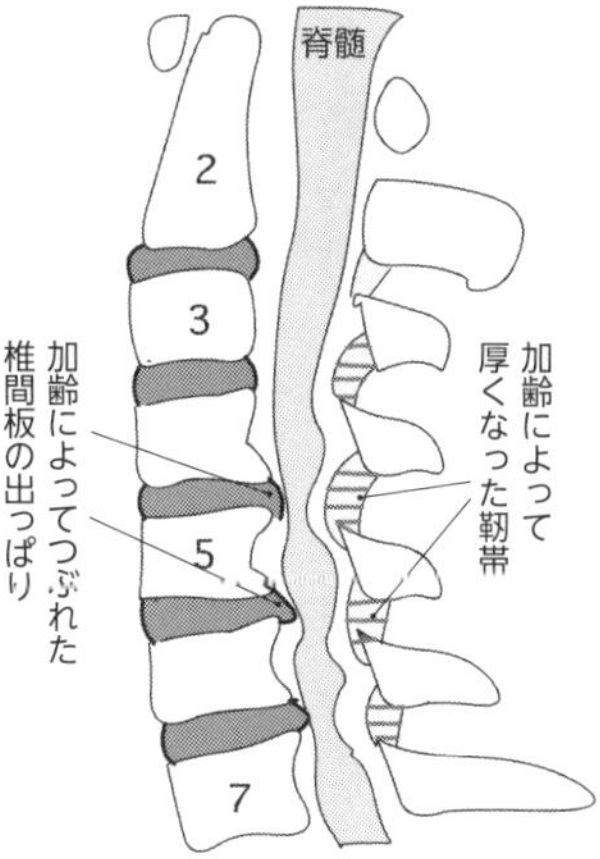

狭窄症が起こると最悪の場合でも下半身の麻痺ですみますが、**首の部分で神経の圧迫や損傷が起こった場合、首から下の全身で麻痺が起こり、時には呼吸運動さえも麻痺してしまう**ことがあり得るわけです。

気づかずに放っておくと、あるとき突然…

脊柱管が狭い中高年であれば、つまずいて転んだ、頭をぶつけたといった程度の軽い衝撃でも手足が麻痺してしまうことがあります。

ご高齢の方の中には、脊髄が長い年月にわたり狭い脊柱管の中で圧迫され続けている方がいます。軽く手がしびれるくらいの症状しかないため放っておくことが多いのですが、こうした場合、あるとき**はっきりした外傷もないのに手足の麻痺**が出ることがあります。長年の神経の圧迫によって症状が急激に悪化する恐いケースです。

⬇ 首の脊柱管狭窄症は最悪の場合、全身マヒになる

「高齢者だけの病気」と安心してはいられない

20代で発症する人も

「脊柱管狭窄症って高齢者がなる病気でしょ？　それなら、まだ大丈夫かな」

そう思った方は、ご用心を。

脊柱管狭窄症の患者さんは高齢になるほど増えますし、世の中に出回っている本や情報もシニア向けのものがほとんどです。

ところが私のところへ頚部脊柱管狭窄症の治療に訪れる患者さんの中には、**20代の**

若さで日常生活に支障をきたすほどの症状が出た人も珍しくありません。

たしかに脊柱管狭窄症の原因の一つは、加齢によって骨が変形したり靭帯が厚くなったりして神経が圧迫されることです（「脊柱管が狭くなった頚椎」31ページ参照）。

しかし、**加齢だけが発症の要因ではありません**。

実は、もともと脊柱管の狭い体質の人がいるのです。こうした場合は比較的若いうちから症状が出てしまいます。

つまり、加齢だけが発症の原因ではない、ということなのです。

若い人ほど注意したい理由

特に、若い人に気をつけていただきたい理由は二つあります。

一つは、**若い人ほど日常の活動量も多いので、外的衝撃を受けやすい**ためです。

脊柱管が狭い体質の人が外的衝撃を受けた場合、普通の人なら特に症状も出なかったり軽度ですんだりするものでも、**手足の麻痺など重篤な障害が起こる**ことがあります。

学校の体育の授業、部活動、また、学校外でもクラブチームに所属して本格的に激しいスポーツをする機会がある若者はたくさんいるでしょう。スキーやスノーボード、アメフトやラグビーなど、ぶつかったり転んだりする危険があるものほど、気をつけていただきたいのです。

実際、競技中に転倒し、直後から手足がほとんど動かなくなったためＭＲＩ検査をしてみたら、頚椎の脊柱管がもともと非常に狭かったことがそのとき初めてわかった、というような悲惨な例がたくさんあるのです。

もう一つの理由は、若者ほど、これからの人生が長いということ。

人生が長いということは、リスクにさらされる期間も長く、万が一大きなけがをしてしまった場合、後遺症や障害を抱えて生きて行く期間も長いということです。

もし、遺伝的に首の脊柱管が狭いことが早い時期にわかっていれば、大きなケガを防ぐことができます。

脊柱管狭窄症を30年以上治療してきた私がつねづね残念に思うこと、それは**脊柱管が狭いことがもう少し前にわかっていれば治療や予防の効果がもっと高かった**であろう患者さんがとても多いことです。

これは、若い人も年配の人も変わりませんが、特に若い人ほど、自身も周囲も失望が大きいことはおわかりいただけるでしょう。

ですから、将来のある若い人ほど、できれば事前に自分の体のことを知っておいていただきたい、と思うのです。

⬇20代でも、首の脊柱管狭窄症は要注意！

「生活習慣の改善」より大事なことがある

適度な運動、正しい姿勢、骨にいい食事……、生活習慣に気をつけても発症する

「脊柱管狭窄症には運動が大事」といったこともよく言われます。

筋肉は何歳からでも鍛えられますから、筋力の衰えがちな中高年が筋トレを日々の生活に取り入れることは健康面ではいいことでしょう。

ただ、適度な運動で脊柱管狭窄症が予防できるわけでも、ましてや狭くなった脊柱管を広げて圧迫をとることができるわけでもありません。

「正しい姿勢」も同じです。

携帯電話やスマートフォンのしすぎによるスマホ首（ストレートネック）なら、その原因である姿勢や習慣を変えれば改善が見込めるでしょうが、もともと脊柱管が狭い体質だった場合、生活習慣を変えても改善されません。

「姿勢の悪さは脊柱管狭窄症につながる」といった情報もあるようですが、姿勢が悪くとも脊柱管狭窄症にならない人もいますし、いくら姿勢をよくしていても、もともと脊柱管が狭ければ発症することはあります。

また、脊柱管狭窄症を克服するレシピなど、骨や軟骨を強化する目的で、カルシウムやコンドロイチンが豊富な食材を摂ることなどをすすめるものがあります。

残念ながら、骨や軟骨をいくら強くしても、狭くなった脊柱管が広がることはありません。否定してばかりで恐縮ですが、私が皆さんにお伝えしたいのは、要は「生活習慣が悪かったんだ」とそこを改善しようとやっきになる前に正しい知識をもってほしいということです。

日本人は遺伝的に首の脊柱管が狭い人が多いという事実

欧米人種（白人種）に比べ、**日本人を含めた東南アジア人種（黄色人種）には首の脊柱管が生まれつき狭い人が多い**ことがわかっています。長年、日本にかぎらず海外の患者さんも診てきて、それはつねづね実感しています。

アジア人種は首が呪われた民族なのではないかと疑いたくなるほどです。

ですから、生活習慣を見直す以前に、遺伝的に脊柱管狭窄症になりやすい体質なのかどうかを知っておくことです。

家族に脊椎の病気にかかった人はいませんか？
脊柱管狭窄症といわれた人はいないでしょうか？
しびれや痛みなど、気になる症状は出ていませんか？

思い当たる方には、まず脊椎専門医を受診することをおすすめします。脊柱管狭窄症で怖いのは首、そして、日本人は首の脊柱管が狭い人が多い。こうした事実から、脊椎の状態を知るための検診「脊椎ドック」も私はおすすめしています。

↓「遺伝的に問題がないかどうか」を確認するほうが大事！

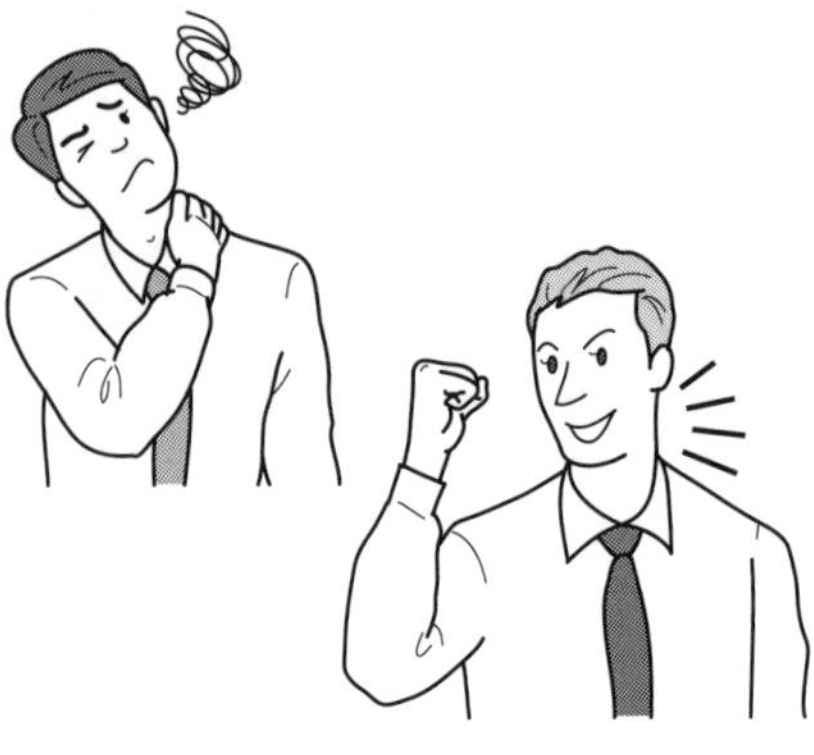

頚椎脊柱管狭窄症の診断

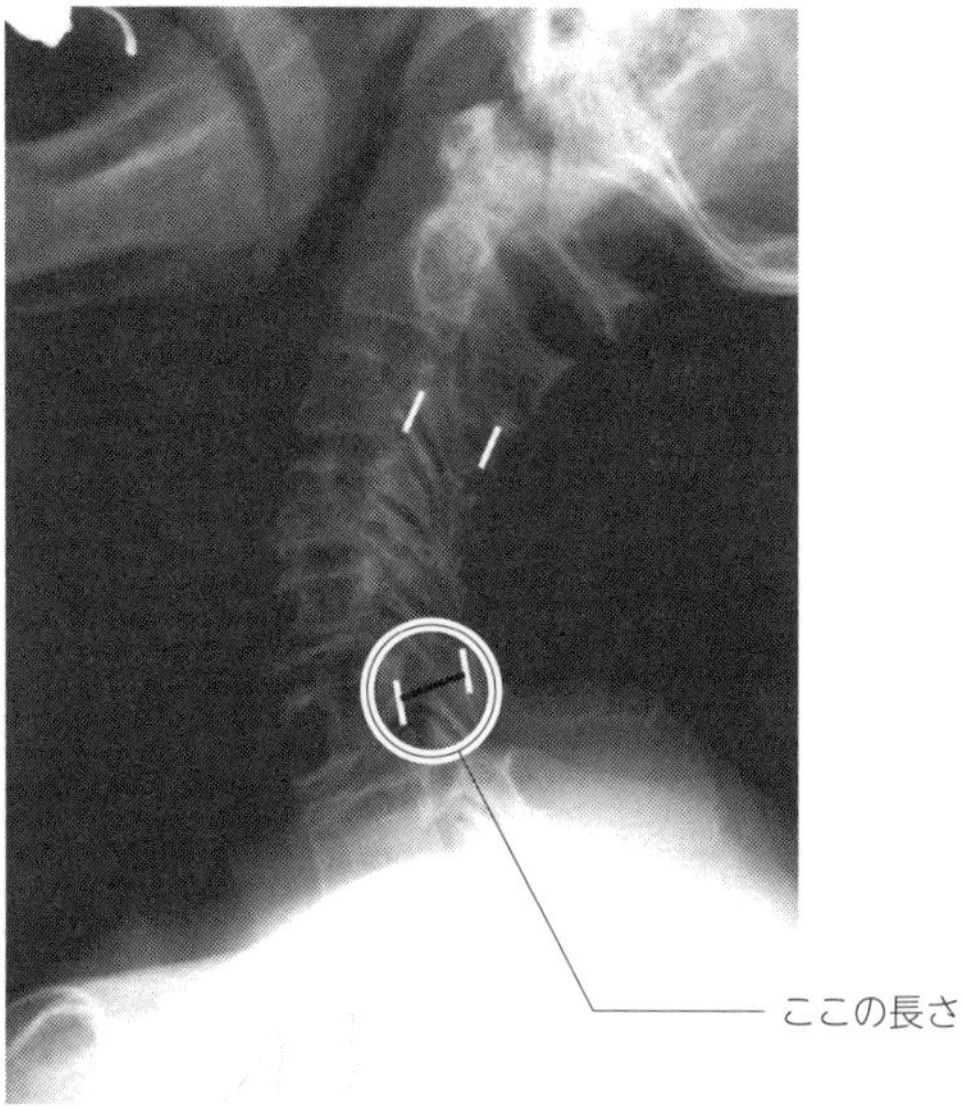

日本人を含め黄色人種は欧米の人たちに比べて首の脊柱管が遺伝的に狭い人が多いことがわかっている。
頚椎を真横から見たレントゲン写真で脊柱管の幅が13mm以下だと、脊柱管狭窄症と診断されます。

「命にはかかわらない病気」と甘く見てはいけない

がんよりは怖くない？

腰痛や関節の痛みとともに、「シニアの病気」と言われる脊柱管狭窄症。

「年なんだから仕方ない。不便が増えるにしても命にかかわる病気じゃないでしょ」

そんな声を聞くこともありますが、ここまでお読みいただいたみなさんなら、もうおわかりでしょう。

全身の神経が束になっている大切な「脊髄」、この脊髄が通るトンネルである「脊柱管」が狭くなって脊髄を圧迫し、最悪の場合、傷つけてしまったら……？

運動神経が傷つけば、その部分が麻痺して動かなくなります。生活の質が悪くなったり、最悪の場合、寝たきりになったりしてしまっては、生きていること自体が苦痛になるでしょう。

もっと怖いのは呼吸器を動かす神経が傷つくこと。そうなると自発呼吸ができなくなります。**生命を維持するための神経が損傷した場合、すぐさま命にもかかわるのです**。生命の危機と隣り合わせ、あるいは、寝たきりなどそれに等しい状況につながるのが神経の病気の怖いところです。

生きがいの喪失、孤独感まで

寝たきりとまではならなくても、これまでできたことができなくなる、というのはとてもつらいことです。

「近所に買い物へ行くにも休み休みでないと歩けないし、荷物も自分では持てなくなって情けない……」

「台所で家事をするにも、10分ごとに座って休まないとできないなんて……」

「間欠跛行《かんけつはこう》があるから、最近はお友達と外出するのもおっくうで……」

こんな状態で、毎日を楽しむことができるでしょうか。


また、痛みやしびれという苦痛は、他人に理解されにくく家族にも仮病を疑われるなど、一人で苦しんでいる方も大勢います。

家に閉じこもりがちになって交友関係や活動範囲が狭くなり、うつ傾向になる方が多いのも、脊柱管狭窄症の一つの特徴です。

⬇

健全な神経は、ＱＯＬ（生活の質）と、生命の維持に不可欠！

整体、整骨院、鍼灸…上手なつきあい方がある

まっとうな治療院でいわれること

腰痛、肩こりなど、症状によっては整体や整骨院、鍼灸など東洋医学の治療はとてもよく効きます。整形外科や理学療法士の指導よりも、即効性がある場合もたくさんあります。

そうしたことから、

「脊柱管狭窄症は、医者には治せない。東洋医学の得意分野です」

と宣伝している治療院もあるようです。

しかし、残念ながら整体、整骨院や鍼灸治療院でも、脊柱管狭窄症を根本的に治すという意味ではできません。狭くなった脊柱管を広げることが治ることだからです。医療機関ではないので、レントゲンやＭＲＩなどの画像を撮って診断することもできません。

ですから、一時的に痛みをやわらげるなど、**痛くてしかたがないときに病院にいくまでの臨時的な処置として利用する**、など使い分けをするのが良いと思います。信頼できる治療院なら、症状をみて神経の病気の疑いがあるときは**提携の病院や脊椎専門医での受診・検査をすすめるはず**です。

自信満々な治療院は、逆に要注意

「西洋医学の人工的な薬や手術より、自然の力で治す東洋医学がいい」

そう思う患者さんの気持ちは、私もわかります。

私自身、ヨガや呼吸法など東洋の身体論を利用した健康法のなかに有効なものがたくさんあることは実感していますし、手術は最終手段、切らずに治るならそれにこしたことはないと、つねづね思っています。

ですから、そういう患者さんの気持ちを利用してか、あるいは無知ゆえなのか、「ウチで治療すれば必ず治る」と根拠もなくいう治療院の存在には警鐘を鳴らしたいのです。

治療院へ行って、そのときは痛みやしびれがとれても、またすぐに再発するようであれば、かならず脊椎専門医を受診してください。

➡病院や専門医との連携のある治療院が安心

「整形外科にかかれば安心」ではありません

整形外科の医師すべてが専門家ではない

「整形外科なら専門だから安心だろう」と思いたいでしょうが、残念ながら、そうではありません。実際、整形外科に通っていてもなかなか改善しない、という読者も多いのではないでしょうか。

脊柱管狭窄症の診断はとても難しく、整形外科医でも誤った診断をしてしまうことが多いもの。ですから、整形外科のなかでも**脊椎専門医に診断を仰ぐ**必要があります。

整形外科の医師すべてが脊椎の専門家というわけではないのです。

脊椎外科の経験の乏しい医師に手術されて…

ここまで脊椎専門医と書いてきましたが、正しくは、「日本整形外科学会脊椎脊髄病医（または日本脊椎脊髄病学会指導医）」という名前で、専門的な研修や資格審査、試験などを経て手にできる、脊椎や脊髄の病気を専門に診ることができる（あるいは、診療の指導までできる）医師の資格です。

残念ながら、脊椎専門医は激しく不足しているのが現状です。

そのため、整形外科で診断を間違えられて見当違いの治療や手術を行い、症状が改善するどころか、手の施しようがないほど悪化するケースも少なくありません。

現に、脊椎外科の経験が乏しい医師に、「内視鏡の手術だから負担が少ないですよ」といわれて、200万円以上の手術をしたにもかかわらず症状が悪化し、最後は医者にさじを投げられて私のところにやって来た人もいるのです。

↓

その病院に、脊椎専門医がいるかをチェック

脊椎専門医はこんなに少ない！

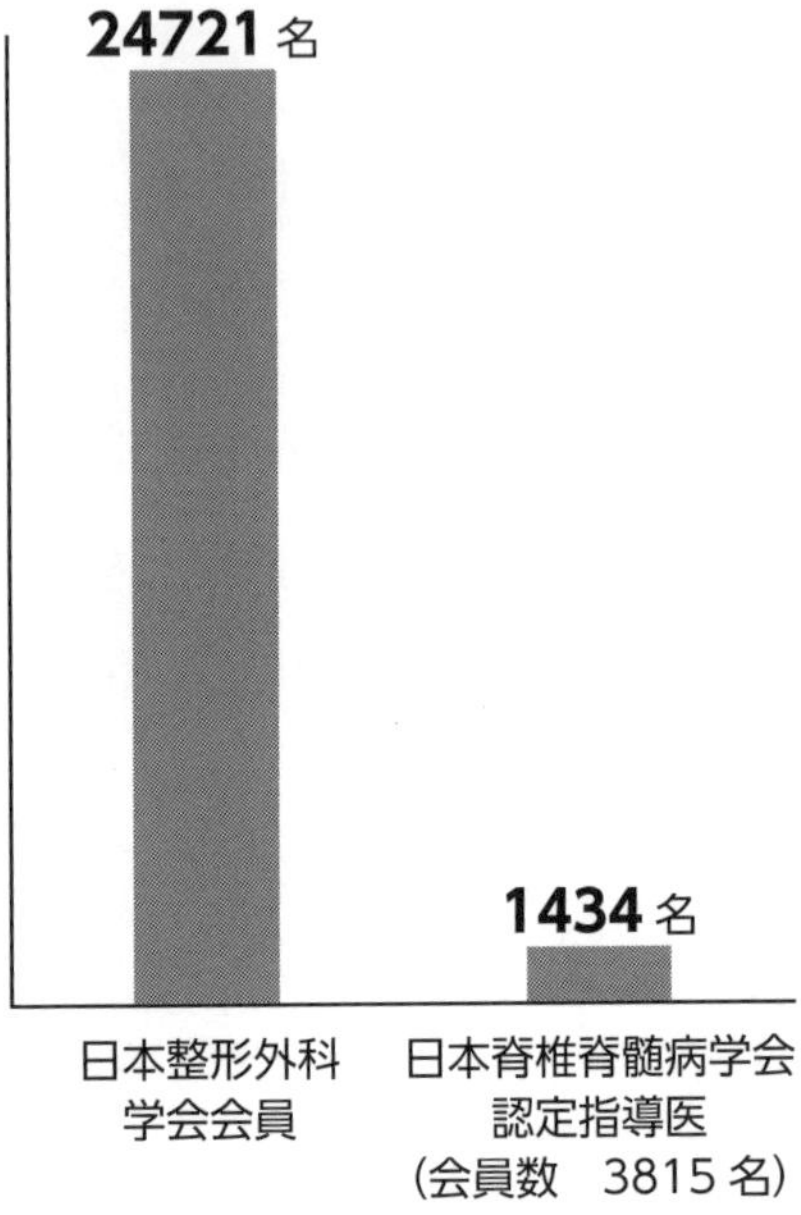

※日本整形外科学会HP
およびΑ日本脊椎脊髄病学会HPより作成
(2018年現在)

「薬で脊柱管狭窄症が治った!」は、限られた患者さん

軽症なら薬で治まることもあるのは事実

「手術なしで、投薬で脊柱管狭窄症が治った」

こんな声を聞いたことがある方もいると思います。

脊柱管狭窄症で行われている薬による治療は、ざっくりいうと、

①血流をよくする薬

②しびれや痛みを抑える薬

この二つの薬を使います。

まずは、これで様子を見ます。改善されれば、それにこしたことはありません。投薬で改善されなければ次のステップへとなりますが、**実際のところ、薬で治るのはごく軽症の方です**。

ブロック療法について知っておきたいこと

「ブロック療法を試したら、痛みが取れて手術をしないですんだ」

こんな話を聞いたことがある人もいるかもしれません。

ブロック療法というのは、局所麻酔薬を神経の近くや神経そのものへ注射して、痛みが伝わる経路を遮断《しゃだん》する療法です。

麻酔で麻痺させるわけですから、病態を改善させるためというよりも一時的に痛みやしびれを逃すために通常は行われます。

例外的に神経根型の腰部脊柱管狭窄症の患者さんのなかには、神経根ブロック注射による局所麻酔が劇的に効くケースが3割ほどあります。この場合は**手術をせずに完治することもある**ので、ためしてみる価値はあります（くわしくは2章「ブロック療法が有効な場合は？」70ページ参照）。

投薬にせよ、注射にせよ、入院の必要のない方法で治るなら、それにこしたことはありません。ですから、内容を確認して納得した上で試してみるのはよいでしょう。

ただ、効果がない、または悪化するようであれば、手術も検討するべきです。

➡薬物療法を試して効かない場合は、手術も検討

インターネットで「名医」を探すときは、ここに注意

「低ダメージ手術」など、言葉の印象で選ばないこと

パソコンやスマホが普及し、情報を集めるのにとても便利な時代になりました。

私のところにも「インターネットで先生の手術を知りました」とやって来られる患者さんが多数いらっしゃいます。

役に立つものはどんどん使うべきですが、インターネットの情報は玉石混交、真偽の定かでないものも含めてさまざまだということも覚えておいてください。

ネットで医師や病院を探す上で注意したいのは、手術の名前から受け取る印象や、症例数などに左右されて、実際の治療や手術の成果を見誤らないことです。

具体的には、**「低ダメージ手術」「低侵襲《ていしんしゅう》手術」と銘打っていても、皮膚切開が小さいだけで、骨・筋肉・靭帯などへのダメージは変わらない**、というものが多くあります。

たとえば、3章（105ページ）でくわしく述べますが、「内視鏡手術なら傷が小さく負担が少ない」というのは、脊柱管狭窄症の手術に関していえば事実に反します。

脊柱管狭窄症の手術で内視鏡を勧める医師は、私はおすすめできません。

手術数が多ければ安心か？

「手術数、○千人の実績」

など、手術件数の多い病院なら安心かというと、これも検討が必要です。

なぜなら、こうした評判の病院で手術をされたにもかかわらず、満足する結果が得られず、手術後に医師に相談しても、「手術は成功しています」の一辺倒でアフターケアをしてもらえない……、そういって泣く泣く私のところへやって来られる患者さんに、これまでたくさんお会いしているからです。

手術を行った症例数に惑わされてはいけません。

注目すべきことは、「その手術においてどれだけの患者さんが満足したか」という「治療成績」です。しかし、正確に数値化するのは難しいのも事実。わかりやすく言えば、治療成績には触れず、手術数を強調している病院には注意が必要、ということです。

こちらについては、3章の『「手術件数が多い医者」は医師選びの急所です』（87ページ）でさらにくわしく述べているのでご参照ください。

⬇手術数の多さを誇る病院には、注意が必要

手術したのに別の症状が起きる悲劇

40年前から変わっていない手術法

「薬を飲んでも、まったくよくならない。仕事にも差し支えて困る」

「症状がよくならないばかりか、どんどん悪くなる……。このままもっと痛みがひどくなって、動けなくなったらと思うと不安で……」

「このままよくならないようなら、やはり手術しないとダメなのでしょうか」

体の痛み、動けないことのふがいなさ、将来への不安など、脊柱管狭窄症の患者さんが感じるつらさはたいへんなものです。そこで、手術を決断する方もいるでしょう。

手術となれば整形外科のなかでも脊椎専門医のいる脊椎外科を探して受診すると思うのですが、これだけで安心かというと、残念なことにこれも太鼓判を押せない、というのが正直なところです。というのも、従来行われてきた脊柱管狭窄症の手術は、**手術による合併症ともいうべき別の症状が起こりうる**からです。

特に、頸部の脊柱管狭窄症で行われている手術は、1970年代に行われていたものと多少の違いこそあれ、基本的には変わっていないもの。

それは筋肉を広範囲で骨からはがして行う手術法です。

首という狭い部分で、大切な脊髄を傷つけないように手術をするためには、それを覆っている筋肉をはがさないとできない、というわけです。


「手術をしたら、首が前に曲がってしまった」

「首が回らなくなった」

「手術前は痛くなかったところが痛くなり、もっと生活がつらくなった」

従来の手術後に後方凸のカーブがさらに悪化　54歳女性

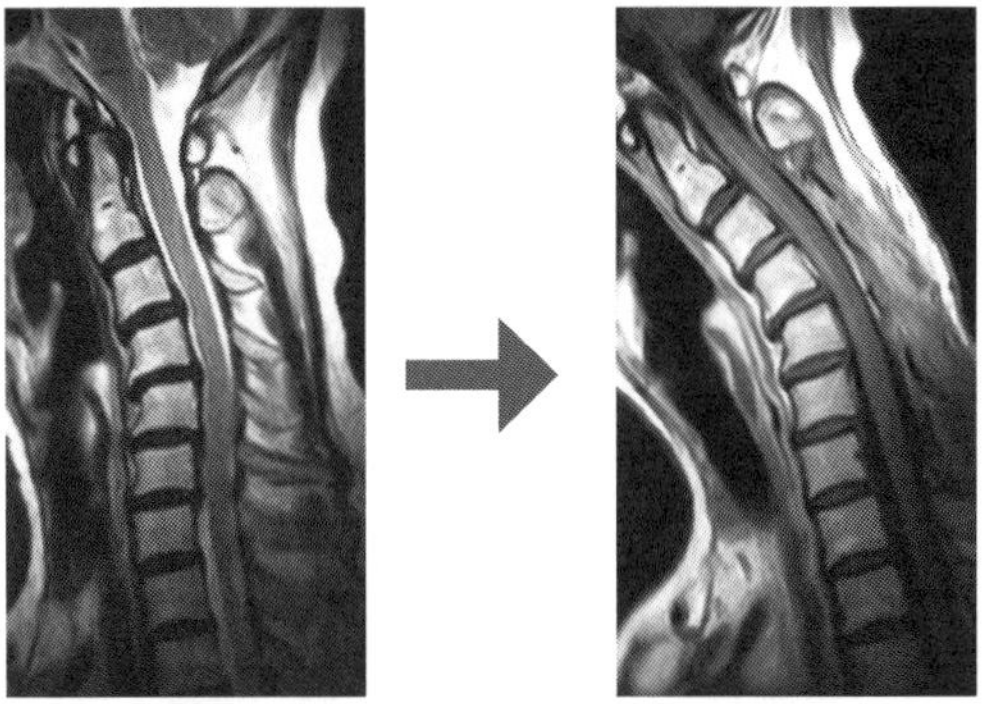

筋肉をはがす手術の後に首が変形してしまった例。
金具で矯正する手術をすることになった

「術後、数年はよかったが、また元にもどってしまった」

こういって私の元を訪れる患者さんは、今も後を絶ちません。こうした症状のほとんどが、**筋肉を骨からはがして損傷させてしまったことによる障害**なのです。

3章でくわしく述べますが、現在、一般的に行われている従来の手術法は、ざっくりいえば「関節や筋肉を犠牲にして骨（椎弓《ついきゅう》）を開く手術」ともいえます。

人が正しい姿勢を保つためには筋肉や背骨の関節、そして関節を連結させる関節包（靭帯）の存在が欠かせません。従来法は、脊柱管をできるだけ広い範囲で拡大しようとするために、これらを損傷してしまうのです。

脊柱管をせばめて脊髄を圧迫しているものは、本来は体の中で所定の役割を果たしている骨、関節、靭帯などです。ですから、背骨の機能を残しながら脊柱管を広げるには、何をどれだけ取ればよいのか、という問いかけは、脊椎外科にとって一大命題であり、激しい論争が繰り広げられてしかるべきところです。

しかしこの論争は、従来の手術法（椎弓形成術《ついきゅうけいせいじゅつ》）が確立した時点で終結し、以来20年以上、根本的な改良が加えられずに現在に至っている、というのが現状なのです。

もちろん、広く行われてきた手術ですからメリットもあります。メリット、デメリットの両方を知ったうえで、手術を選択する権利が患者さんにはあるはずです。

くわしくは3章でご紹介しますので、医師に手術を勧められたとき、その手術は安心なものかどうかを見分けるために役立ててください。

⬇手術法はさまざま。見極めのための情報が必要

2章

ここだけチェック!

脊柱管狭窄症の基本と最新医学

もうすでに脊柱管狭窄症と診断されていたり、本をたくさん読んでご存じの方も多いかと思いますが、ここであらためて、「そもそも脊柱管狭窄症って、どんな病気？」という基本的なところをまとめておきたいと思います。

□どんな病気？

「脊柱管狭窄症」は、背骨の後ろ側にある脊髄（神経の本幹）が通るトンネル状の空間である「脊柱管」が、何らかの原因で狭窄（狭くなること）して神経が圧迫されることで、しびれや痛みなどの症状が起こる病気。狭窄が起こる場所は、主として首と腰です。

加齢が原因の一つですが、遺伝的に脊柱管が狭い体質の人もおり、この場合は若くても発症することがあります。特に、日本人は欧米人に比べて、首の脊柱管が狭い体質の人が多いことがわかっています。

首で狭窄が起こった場合、神経の本幹である脊髄の上流部分で圧迫が起こるため、首、肩、腕、手指など上半身のしびれや痛みだけでなく、下半身のしびれや、時には排泄機能の障害も現れます。

逆に、**腰で狭窄が起こった場合**は、症状があらわれるのは下半身のみです。

これらのメカニズムや、神経根、脊髄、馬尾への圧迫などについては、１章（23ページ〜）でくわしく解説していますので参照してください。

□具体的な症状は？

症状は、神経が圧迫される部分や症状の軽重によりますが、代表的なのは次の通り。

- 首が痛くて上を向けない
- しばらく上や下を向いていると手や腕がしびれてくる
- ボタンのとめ外しや箸使いが不器用になった
- 字が上手く書けなくなった

以上は、首の脊柱管狭窄症によって起こる症状です。また、

●歩いていてつまずくことが増えた
●脚がもつれる
●階段の上がり降りに手すりが必要になった
●おしりから脚にかけてしびれや痛みがあり、長く歩けない
●足裏がしびれる
●手足の力が入らなくなる（脱力）
●おしっこの勢いが弱くなり時間がかかる・一回の量が少なくなり、何度もトイレに行きたくなる、便意が鈍くなる（膀胱直腸障害）

などの症状は、首、腰、どちらの脊柱管狭窄症でも起こります。

□腰部に特徴的な症状がある！

部分的な痛みやしびれのほかに、**「間欠跛行《かんけつはこう》」**という特徴的な症状があります。これは、腰部脊柱管狭窄症の症状の一つ。歩いていると痛みがだんだんひどくなり、それ以上歩けなくなるが、前かがみの姿勢をとったり座ったりすると治まり、また歩けるようになるというもの。

これは、歩いているとき背骨が軽く反るので、脊柱管の後ろ側にある黄色靱帯が厚みを増して脊柱管が狭くなるため。脊柱管内の神経への圧迫が強まってしびれや痛みが出ますが、座ったり前かがみの姿勢になると、神経を圧迫していた黄色靱帯が伸びてうすくなり、脊柱管が広がります。すると、楽になり、また歩けるようになります。

症状が悪化すると、続けて歩ける距離が短くなるため、日常生活が不便になり生活の質が落ちる、運動不足による体力の低下や別の病気の原因となるなど、さまざまな問題につながります。

間欠跛行は、脊柱管狭窄症による神経の圧迫だけが原因ではなく、**脚の血管の動脈硬化（末梢動脈疾患）が原因で起こる場合もあります。**高血圧や糖尿病などにも関わってくるので、間欠跛行の症状があるときは検査で原因を明らかにすることが必要です。

間欠跛行の特徴

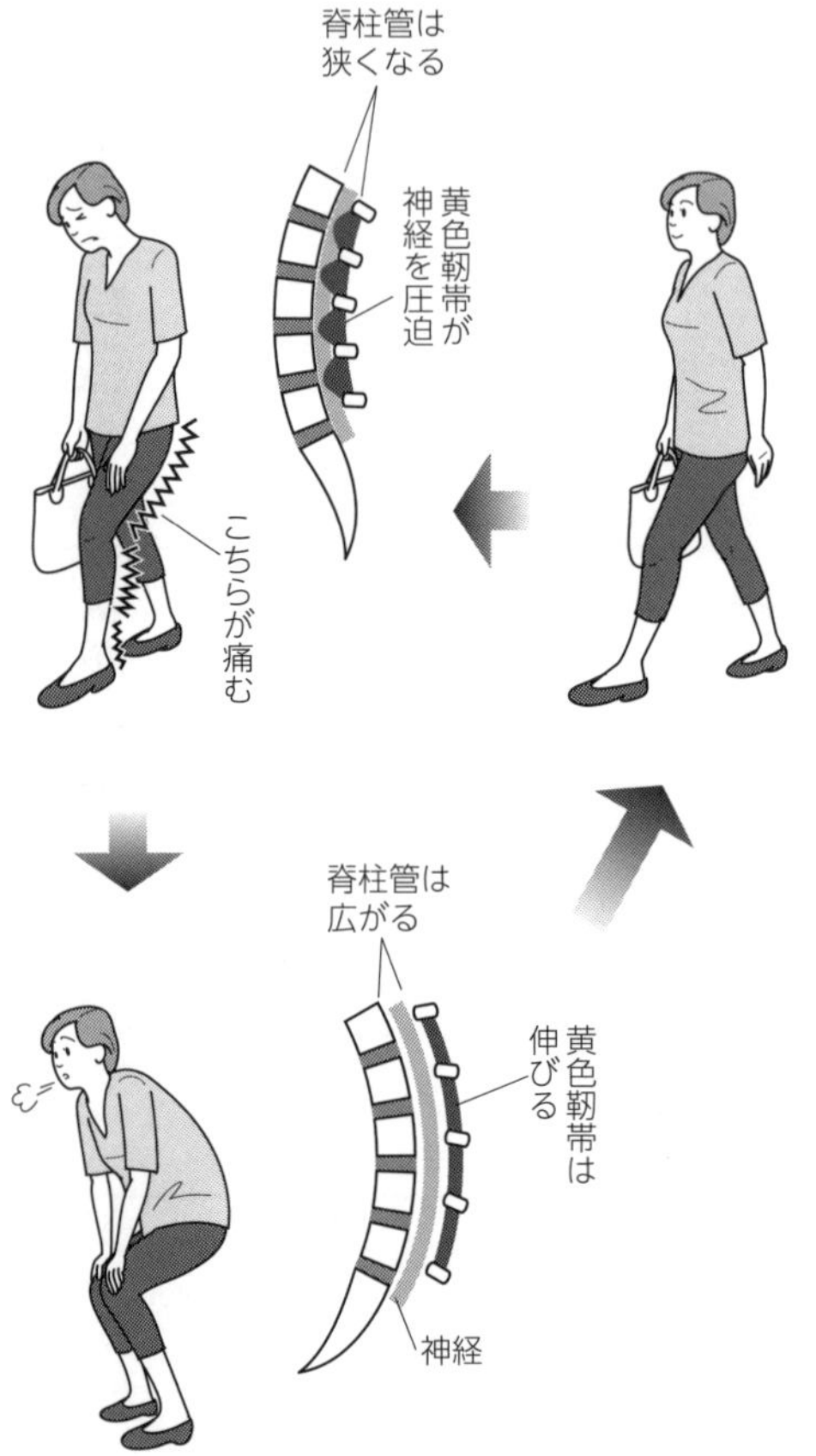

歩いていると圧迫された神経により痛みやしびれが出てくるため連続して歩けなくなるが、前かがみ姿勢をしたり座ったりすると、症状がラクになる

□治りやすいタイプ、重症化すると危ないタイプ

脊柱管には、「脊髄」と脊髄の末端部分である「馬尾」と呼ばれる神経の束が通っています。首の脊髄からは肩、腕、手に、腰の馬尾からはお尻、脚などへ神経の枝が出て行きます。この神経が枝分かれする根元の部分を「神経根」と言います。

神経の本幹である「脊髄」や「馬尾」が圧迫されるか、それとも神経の枝である「神経根」が圧迫されるかで、症状も予後も異なります。

神経根が圧迫されるタイプは、手足など体の片側に主として痛みの症状があらわれ、保存治療によって治りやすいのが特徴。

いっぽう、**脊髄や馬尾が圧迫されるタイプ**では、両腕や腿裏《ももうら》など、体の両側にしびれがあらわれます。病状が進行すると排尿・排便障害が起こり、早急に手術の検討を要します。

□どんな治療が一般的？

脊柱管狭窄症と診断されると、まず**①薬物療法、②温熱・運動・牽引などの理学療法、③頚椎カラーの着用など器具をつかった工夫、④ブロック療法**など、痛みを和らげる「保存療法」が行われます。通院治療が可能なので、時間的にも心理的にも比較的負担が少なくてすみます。

しかし、保存療法を3か月続けてもよくならない場合や、手指の重度のしびれ、麻痺、歩行障害、排尿・排便の異常など、脊髄が圧迫されて起こる**脊髄症状が出ている場合は、早急に手術が検討されます。**なぜなら、脊髄の圧迫を放置して障害が悪化すると、症状の回復が見込めなくなるからです。

神経のどの部分が圧迫されているかで分類される

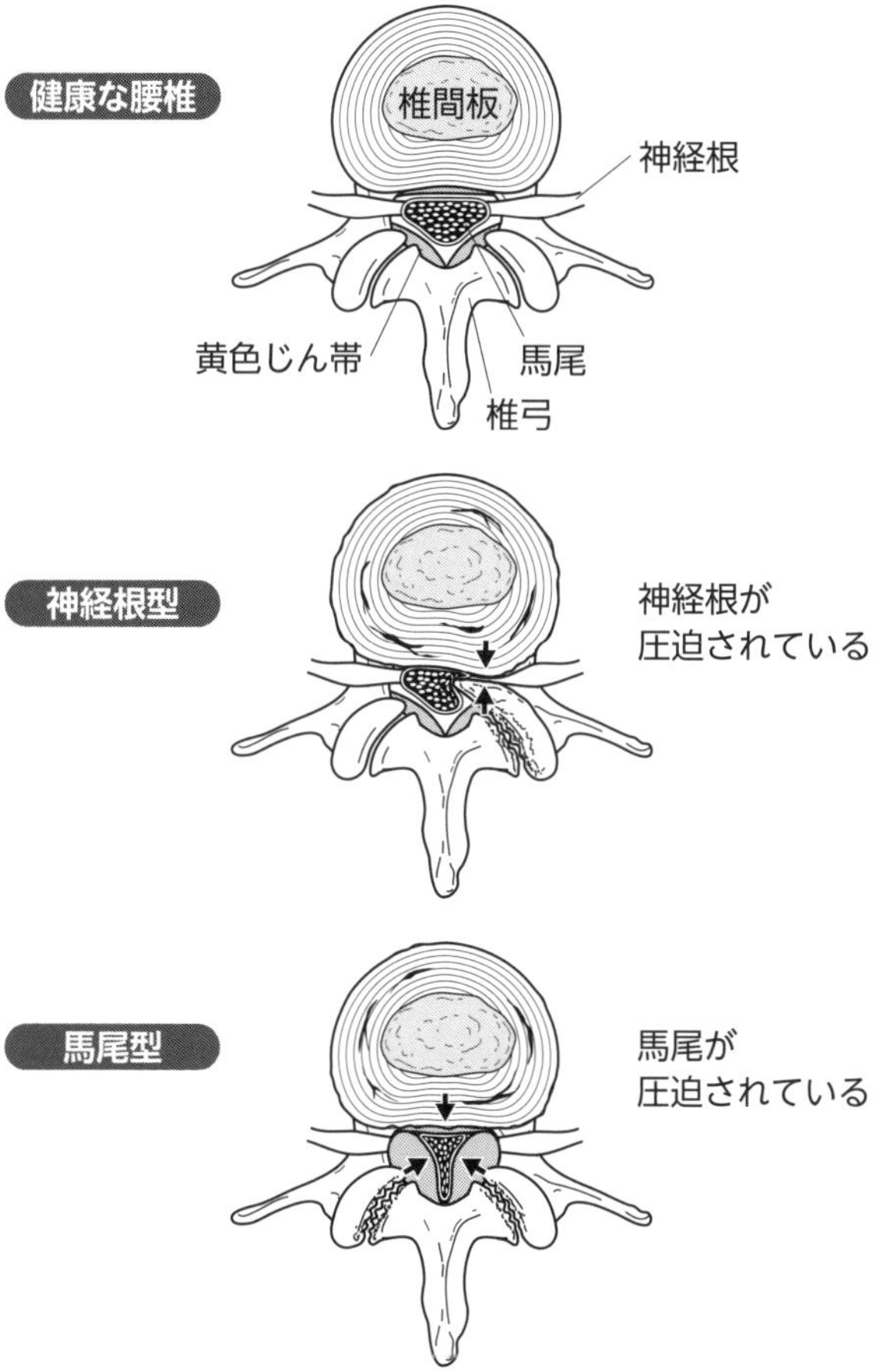

□ブロック療法が有効な場合は？

ブロック療法は、局所麻酔薬を神経の近くや神経そのものへ注射することで、興奮して過敏になっている神経を落ち着かせて、痛みを和らげる治療です。**通常は、痛みをとりたいときなど一時的な措置**として行われます。

ブロック療法には、硬膜外《こうまくがい》ブロック注射と神経根ブロック注射の主に二つがあります。

硬膜外ブロック注射は、脊柱管に注射針を刺し、馬尾を覆う硬膜の外側に局所麻酔薬を注入するもの。外来で行える治療で、すぐに効果が現れること、治療の際、大きな痛みはともなわないことが多いのが特徴です。注射から30分ほどで症状が取れる場合もあり、**痛みが再発したときも繰り返し受けることができます。**

神経根ブロック注射は、神経根（脊髄から枝分かれした神経の根元部分）の周囲に麻酔薬を注射するもの。造影剤《ぞうえいざい》を使ってエックス線画像で神経根の位置を確認しながら行います。時には**神経に針が刺さり、脚に響く痛みが出ることがあります。**

神経根ブロック注射は、エックス線を使うため頻繁に行うことはできません。1本の神経根に対して行う治療なので、効果の有無によって、症状の原因がその神経なのかどうかの診断もできます。

神経根ブロックは、1回の治療で劇的に効くケースもあります。**神経根型の人が神経根ブロック注射を受けると1／3ほどがそれだけで完治**しているようです。

これは、ブロック注射で神経を落ち着かせることで、痛みによる血管や筋肉の収縮がおさまり、血行が保たれるためと考えられます。それにより患部への酸素や栄養素の供給や老廃物の排出が正常に行われ、結果として狭窄により傷ついた患部の状態がよくなるようです。

痛みによる悪循環を断ち切ることで、麻酔が切れたのちも持続的に痛みが和らぎ、完治へといたるのではと考えられます。

ほかの保存療法でよくならず手術を検討している場合、試してみる価値はあります。

注意すべき点は、**「ブロックの最中に強い痛みをともなうこともある」**ということ。

ブロックを受けたのに、痛い思いをしたあげくに効いた気がしない、ということもあるので、しっかりと医師の説明を受けた上で、納得してから臨むべき治療の一つです。

また、ブロック療法は、馬尾型には効果が期待できませんが、例外的に腰椎の前のほうにある**交感神経の神経節へのブロック注射は、馬尾型にも効くことがあります。**

最近はペインクリニック（痛みを軽減・消失させる治療を専門に行うクリニック）も増えていますので、興味がある方は受診してみてはいかがでしょうか。

□間違えやすい病気、関連する病気は？

頸椎の脊柱管狭窄症とよく似た症状の病気には後縦靭帯骨化症《こうじゅうじんたいこっかしょう》、椎間板ヘルニア、首の脊髄にできた腫瘍などがあります。これらは、病気によって治療法が異なるので正確な診断が必要です。

また、神経内科の病気にも脊柱管狭窄症ととてもよく似た症状の病気があります。これは、脊髄が圧迫されなくても発症する脊髄自体の病気です。さらに、脊柱管狭窄症と神経内科の病気が重なることもあります。そのため、受診するときは脊椎専門医だけでなく神経内科など他の専門医との連絡や連携がとれる医療機関が理想的です。

□うつ、ロコモ…、併発しやすい病気

体の痛みやしびれ、特に足腰に障害がある場合、立ったり歩いたり動くのがおっくうになることで、健康面だけでなく生活面へさまざまな悪影響が現れることがあります。こうした移動機能が低下した状態を「ロコモティブシンドローム(運動器症候群)」、通称「ロコモ」といいます。

ロコモになると、筋力が低下して、転倒しやすくなったり、些細《ささい》な衝撃で骨折しやすくなったりします。

また、意外に思われるかもしれませんが、「うつ」も脊柱管狭窄症と関係の深い病気です。ある調査では、**「脊柱管狭窄症の人には重症のうつ症状がある人が非常に多い」**という結果が出ています。

うつは、れっきとした病気ですので、「よく眠れない」「食欲がない」「生きていても仕方がないと思う」など、気分の落ち込みが2週間以上続く場合は、脊柱管狭窄症の治療と合わせて、精神科や心療内科を受診してください。

□手術について知っておくべきこと

低侵襲手術、低ダメージ手術、内視鏡手術など、さまざまな手術法がありますが、そのどれもメリットとデメリットがあります。

後の章でくわしくご紹介していきますが、医師に手術を勧められたとき、その手術は安心なものかどうかを見分けるために役立ててください。

従来の方法では限界がある……、そう考えた私は、自分なりの手術法を開発することになります。白石法と呼ばれる、その方法についても、このあとお話しできれば幸いです。

3章

やってはいけない「医者・手術」の選び方

病院に行く前に知っておいてほしいこと

脊椎専門医、受診のススメ

脊椎専門医にかかりなさい

脊柱管狭窄症など脊椎の病気を疑ったときは、整形外科の中でも**脊椎専門医がいる病院で受診してください**。1章でも書きましたが、整形外科の医師といっても脊椎の専門家とはかぎりません。脊柱管狭窄症の診断は難しいので、椎間板ヘルニアなど他の病気と間違われて悪化してしまうとたいへんです。

「近所に脊椎の病院はないし、どこへ行ったらいいかわからない」

というときは、日本脊椎脊髄病学会のホームページで確認したり、かかりつけ医に紹介したりしてもらうのがよいでしょう。

●●●●● 症状が改善しないとき、治療に納得できないときは…

担当の医師の説明がよくわからない、説明を求めても納得できる答えが返ってこない、治療方針がなかなか決まらない、などの不満や不安を感じたときは、我慢して受診を続ける必要はありません。別の脊椎専門医を受診してください。いわゆるセカンドオピニオンをとることをおすすめします。

「そんなことをしたら、元の先生が気を悪くされるのでは……」

そう心配される方もいるようですが、大丈夫です。私自身も、納得されない患者さんには別の医療機関の受診もおすすめしています。

さまざまな意見を聞いた上で、治療を決断されるのは患者さんの当然の権利です。

「セカンドオピニオンを嫌がる医者」は要注意

「歳のせい」「手術なんて無理」と言われたら…

医学の世界は日々進歩していますが、地域格差があるのは現実のようです。地方の高齢者が知人やご家族の紹介で上京して手術を受けることはよくあるケースですが、地元のかかりつけの医院でそのことをいうといい顔をされなかった、というのはよく聞きます。

私のクリニックにセカンドオピニオンを求めて来られる方も、

「地元の先生は、すぐ手術しろというのに説明をろくにしてくれないんです」
「いやなら他へ行ってくれといわれたんですが、紹介状はもらえなくて……」
ということもよくあります。

もちろん、地方にも素晴らしいお医者さんはたくさんいます。ただ、石を投げれば大病院にあたる都会では、こういう不親切な対応をしていると患者さんは来なくなってしまうので、概して都会のドクターのほうが患者さんに親切な場合が多い、ということはいえるでしょう。

また、**自信のある医師ほどセカンドオピニオンをすすめるもの**。逆にいえば、セカンドオピニオンを嫌がるというのは、自信のない証拠です。

そんな医師のもとで本当に手術を受けたいですか？

セカンドオピニオンは患者さんの権利です

地元の医師に渋い顔をされた、紹介状をもらえなかった、という場合でも、遠慮せず別のお医者さんを受診してください。

かかりつけの医師に嫌がられたら、こっそり受診すればいいんです。

脊椎の病気は、患者さんの人生を左右する重大な病気です。

これから先の人生、体が痛いまま、手足がしびれたままでいいですか？

趣味や好きなスポーツができなくなってもいいですか？

動くのがつらくなったり、歩けなくなったりして、困るのはあなた自身です。

責任をとってくれない医師の顔色をうかがう必要はありません。

胸を張って、別の医師の診断を仰いでください。

セカンドオピニオンへの意識がまだまだの日本

（1）セカンドオピニオンを「必要だと思わない」人は5割近い

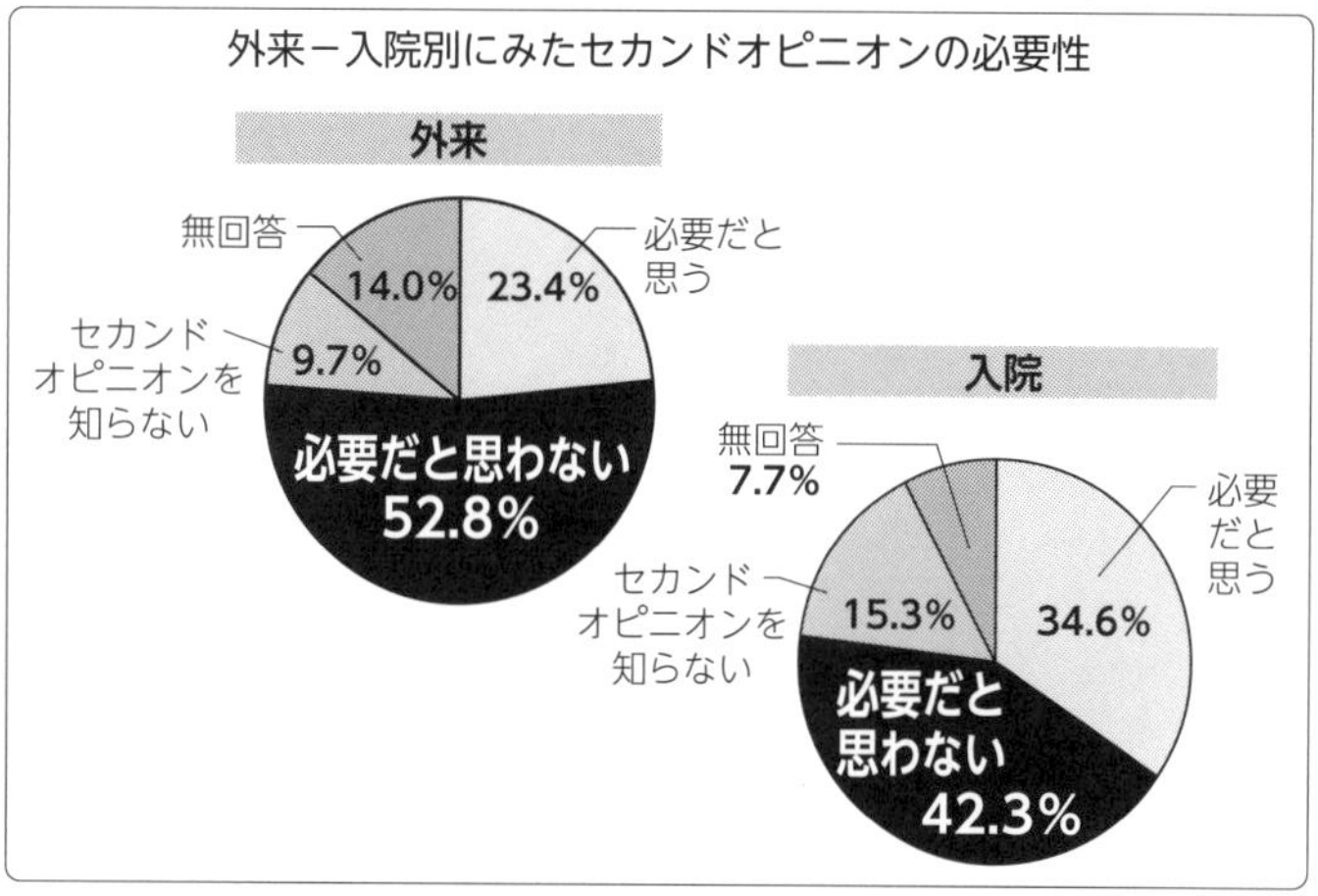

（2）「必要だと思う」と答えた人でも「受けたことがない」が6割以上

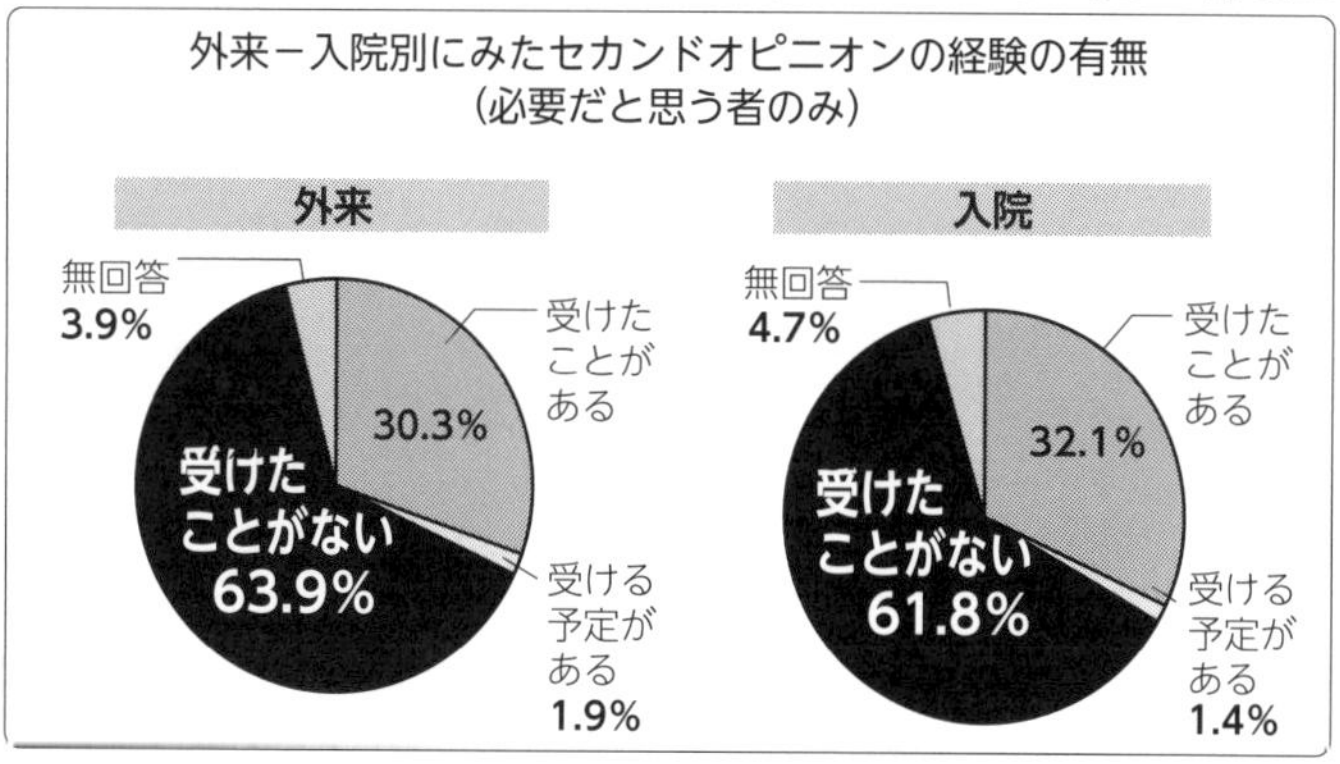

さらに、「受けたことがある」人のうち、外来の79.3%、入院の82.0%が受けてよかったと回答している

注：岩手県、宮城県及び福島県を除いた数値である
※厚生労働省「平成23年受療行動調査の概況」より

「3年待ち、行列のできる人気の医師」で悪化させないために

やっと受診できても、患者の顔を見ずパソコンを凝視

「いいお医者さんだというけれど、3年待ちだと言われた」
「やっと受診できたと思ったら、時間を気にしているようで、診療も3分ほど」
「こちらの顔も見ずにパソコンの画面ばかり……」

患者さんから聞く苦情のなかで、私が頭を痛めるものですが、患者さんの訴えはもっともだと思う一方で、これについては、医師ばかりを責められない、というのが正直なところです。

皮肉なことに、いい医者ほど患者さんが集中してこられます。

僭越ながら私自身も時間が限られているなかで診察をし、他方で、手術、入院患者さんの回診、そして病院組織や医療関係の会合やら講演、また後進の医師の指導など……数多くの仕事をこなさねばなりません。大学病院に常勤していたころは、殺人的な忙しさで、多くの患者さんを救いたいと思えば思うほど、時間に追われる身でした。

また、医療機器やシステムがむかしより改善され病院内の効率化が図られてきたとはいえ、まだまだ途上です。その最たるものが電子カルテでしょう。

別の施設（病院）で撮った画像や患者さんの過去のデータがパソコンを使ってすぐに見られるなどの利便性が高い一方で、診療過程を打ち込んで記録しなければならないため、キーボードと画面とにらめっこ、ろくに患者さんの実際の様子を見ないことに慣れてしまった若い医師もいるようです。

現在の電子化は、いってみれば中途半端な電子化です。いずれＡＩ技術などがすすんで、医師がデータを打ち込まずとも音声で記録されるなど、もっと簡単に記録できるようになれば、こうした手間も省かれていくでしょう。けれど、いまの段階では、日々変化する医療の現場で人気の医師ほどおおわらわというのが実情です。

誠意ある医師がとる患者さんへの対応

ただ、人気の医師ほど忙しいからといって、患者さんを何年も待たせていいかというと、それはまた別問題。待っている間に病状が悪化してしまったら……、と考えると、そんなことはできません。

ですから、患者さんのことを考えるなら「3年待ちです」などとは言えないもの。誠意ある医師はみな工夫をして、その状況に対処しているはずです。

私の場合は、**「3か月以上は患者さんを待たせない」**というのをひとつの方針にしています。3か月というのは、治療が手遅れになることを防ぐデッドリミットだと考えているからです。もし、どうやってもスケジュールが調整できず3か月を超えて待たせてしまうようであれば、**信頼できる同僚や後輩医師に治療の依頼をし、患者さんに紹介する**ようにしています。

実績のある医師は、優秀な医師同士のネットワークをもっているもの。紹介し合える医師や医療機関があるか、というのも、医者選びの一つの基準にしてみてください。

医師から患者さんへのお願い

人気の医師が多忙であるのは事実ですので、そうした医師側の事情を踏まえて、ぜひ、みなさんにお願いしたいことがあります。

それは、**「医師に遠慮せず、どんどん質問してほしい」**ということ。

「お忙しい先生に悪いから……」
「お医者さんに嫌われると困るから……」

と遠慮して聞きたいことが聞けない方も多いようですが、医師は患者さんの病気を治すお手伝いをするサポーター、主役は患者さんです。遠慮せずに聞いて大丈夫です。もちろん、医者も多くの患者さんを診察しなければならないので、ゆっくりお話につき合えない事情もあります。

ですから、次のようなひと工夫をしていただけると助かりますし、より確かな診療へとつながります。

●聞きたいことを前もってメモしておく
●疑問に思ったことはメモをしておいて次回聞く
●急ぎの質問なら診察後でもスタッフに聞いてもらう
●一人だと不安なときは、家族に付き添ってもらい一緒に話を聞いてもらう

「手術件数が多い医者」は医師選びの急所です

よい医師に共通する「姿勢」とは

「先生、これまで何例手術をしましたか」

こうした質問を患者さんから受けることがあります。

一般の方からみたら、「手術の件数＝腕のよさ」という認識だからでしょう。「何例やったか」という「数」を判断材料にしたい、という患者さんの気持ちもわからないではありません。実際に「何例やったか」ということを売り文句としている病院もたくさんあります。

確かに、「一を聞いて十を知る」ように一件の手術から十の情報や技量を学び身につける優秀な医師もいるでしょう。一方で、十聞いても十にならない人もいます。それは、医師も一般の人も同じこと。

では、その違いはどこからくるのかといえば、事に臨むときの姿勢によるのではないでしょうか。特にさまざまな要因によって結果が左右される手術においては、より慎重で謙虚な姿勢が必要です。

人の命をあずかる以上、昨日より今日、今日より明日という向上心を一生涯死ぬまで持ち続けるというのが医者として、外科医としての務めだと私は思っています。

つまり、

「教科書に書いてある通りの手術を1000例やったんだ」

そう思って満足感を得るのか、あるいは、

「教科書通りの手術を10例やったけれど、本当にこれでいいのだろうか……もっとよくする方法はないのだろうか……」

こう思って満足せず、さらに一例一例、もっとよくしようと思って工夫を重ねていくのか、という姿勢の違いです。こうした姿勢をもって臨んだ手術とそうでない手術では、一例でも雲泥の差がある、と思うのです。

外科医の技量は「手術件数」だけでは、はかれない

手術が上達するには数、つまり経験は多いに越したことはありません。かくいう私もこれまでに5千件以上の執刀に関わってきました。しかし、外科医という職種の特性からいえば、「数をこなせば腕が上がる」というものでもありません。これは、40年以上手術の現場に臨み、先輩や同僚、後輩医師とともに学び、腕を磨きつづけてきた私の率直な実感です。

ですから手術件数は良い医者選びの参考の一つにはなりますが、反面、人は数の印

象に左右されがちですから、こうした情報は人の目を曇らせるマイナスの要因だと言えなくもありません。

大切なのは、その医師がどういう気持ちで一例一例にあたっているか、です。

今よりもっといい手術をしよう、という工夫をつねに心がける謙虚な姿勢がある医師ならば、これまでの手術の件数など喧伝できないと私は思うのです。

いい医師は「不本意な結果に終わった患者さん」を忘れられない

どれだけ名医であろうとも、不本意な結果になってしまった患者さんというのが必ずいるものです。そういった患者さんほど忘れられません。

それに比べると、よくなって喜んでいる患者さんや、治療や結果が思うようにスムーズにいった患者さんのことは、案外忘れてしまうものです。

思わしい結果が得られなかった患者さんにたいして、

「あのとき、なぜ、もっとよくできなかったのだろう」

「どうしていたら、もっといい結果をえられたのか……」

そういう忸怩《じくじ》たる想いがずっと忘れられず頭から離れずに残っていて、その気持ちが原動力になり、

「次こそは、もっとよくやろう」

「今度はこういう工夫をしよう」

そう考え、実行し続ける。それが、医師の宿命ともいえるでしょう。

極論すれば、昨日の手術は不完全なんです。

ですから、一例一例、毎日毎日、その繰り返しです。


アスリートでも現状に満足せず、決して立ち止まらない選手ほど上達するものです。慢心したらおしまいです。

特に医者は、人の生き死にに関わる仕事。なかでも人の体に傷をつけて治療をする外科医であれば、そういう意識でいるのは当たり前だと私は思います。

首の手術を受けるなら、知っておきたい2つの問題点

従来の手術の副作用とは

「○×脊椎外科病院なら専門だから大丈夫だろう」
「権威ある△□大学病院なら安心だ」

安全な治療を受けたいと思う患者さんが、実績や権威のある大きな病院にかかろうと思うのは当然のこと。しかし、残念ながら脊椎専門医のいる大病院を受診しても安心といえないことは、1章でもご説明しました。

実際、これまで多くの脊椎の手術を手がけている実績のある病院で手術を受け、その後、

「手術をしたら、首が前に曲がってしまった」

「手術前は痛くなかったところが痛くなり、もっと生活がつらくなった」

などといった新たな症状に悩まされて、私のところへやってくる患者さんが多く存在するのです。これは、特に首の部分の脊柱管狭窄症で多く見られる現象です。

なぜ、そんなことが起こるのか。

それは、再三お伝えしているように、**従来の手術法そのものに問題があるからだと私は考えています**。

いちばんの問題点は、「健康な首の筋肉を傷つけてしまう」こと

首の正常な機能には、頚椎の後ろ側の骨（椎弓《ついきゅう》）に直接ついている筋肉の働きがとても重要です。首は、体の中でいちばん重い頭を支え、あらゆる方向へと曲げること

ができる、もっとも稼働量の多い部位なのですから当然のことです。

27ページの図を見てください。脊柱管の後の骨が「椎弓《ついきゅう》」です。椎弓のすぐ外側の左右に椎間関節《ついかんかんせつ》があります。膝や肘が関節の部分で動くように、背骨も左右の椎間関節部分で動きます。この関節同士がはずれないように連結しているのが関節包《かんせつほう》（靭帯）です。つまり、背骨の1つ1つをつなげて人体の正しい姿勢を支え、そしてそれを動かすのに必要不可欠な存在が関節、関節包、筋肉なのです。

ところが従来の手術では、なるべく広い視野を確保するために、これらの骨についている筋肉や関節包などの組織を広範囲で切りはがしてしまうのです。

この従来の手術は、「椎弓形成術」といって、現在、首の脊柱管狭窄症の手術を行う際、ほとんどの医師がとっている方法です。

この方法は椎弓やその外側の椎間関節に切り込みを入れて開き、人工骨（スペーサーと言われる金属製などの医療器具）などを開いてできた隙間に入れることで脊柱

頸椎のしくみと従来の椎弓形成術

【頸椎を左真横から見た図】

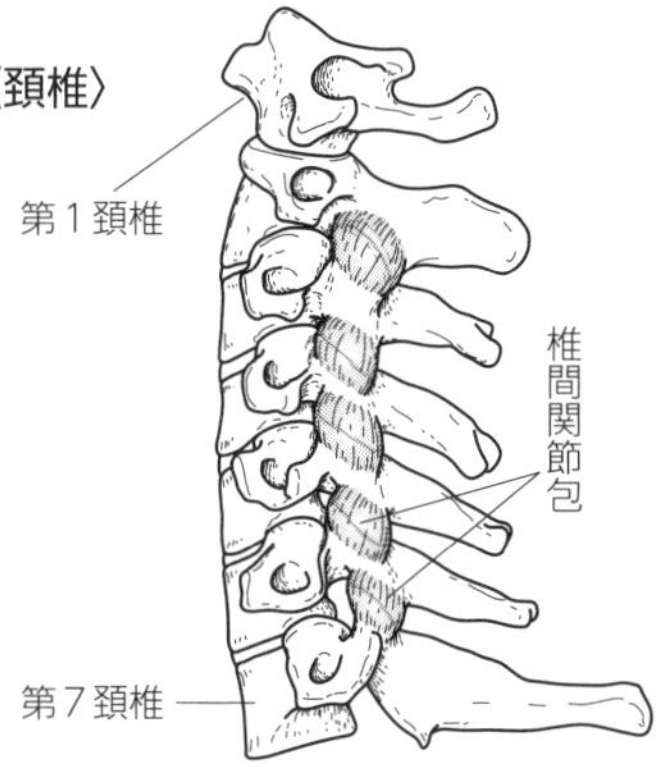

【第5頸椎を上から見た図】

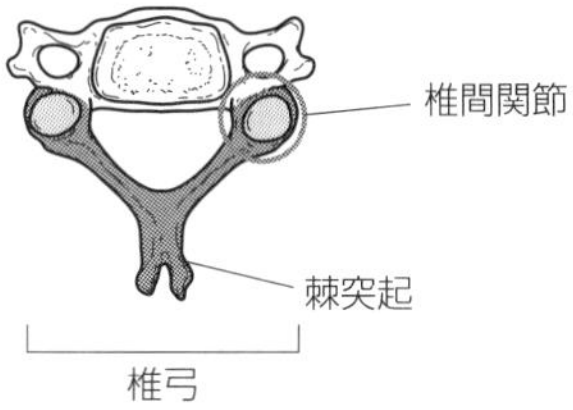

【片開き式椎弓形成術】

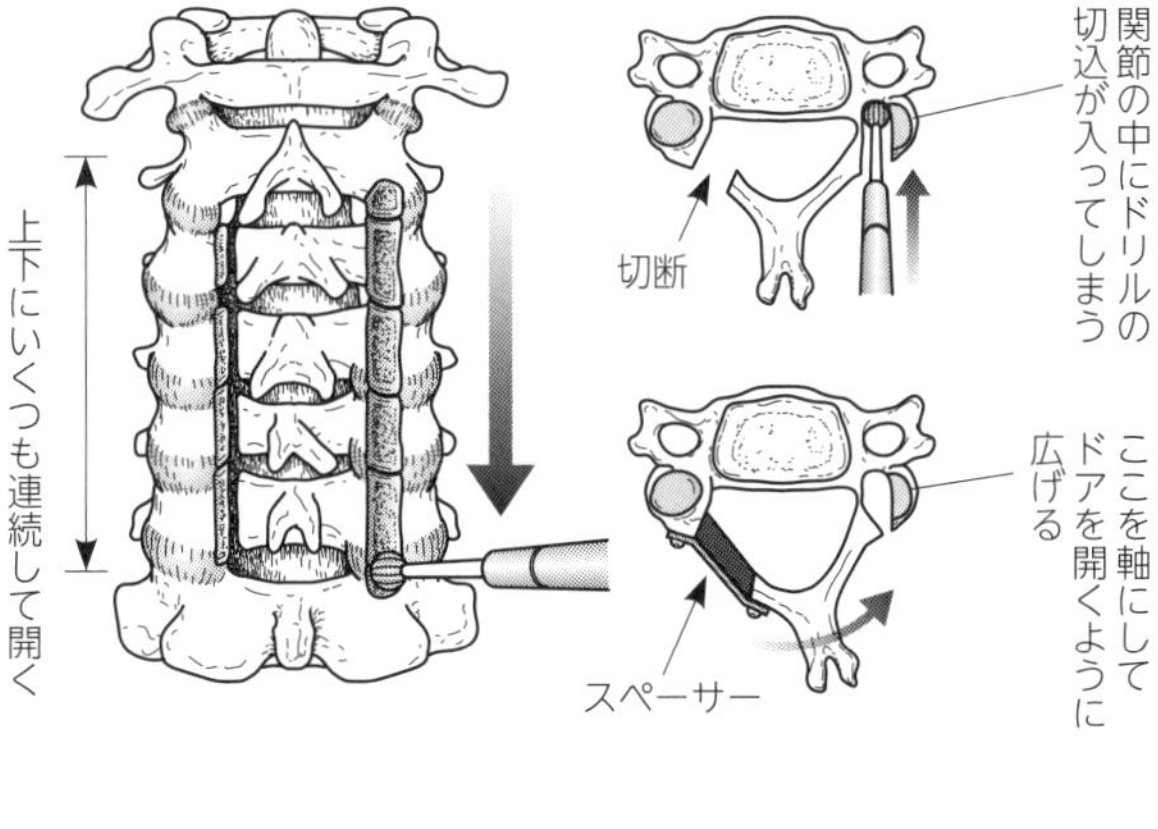

従来法は、椎間関節や関節包を傷つけてしまうため、首の姿勢を保ちにくい、骨への負荷もかかりやすい、などの問題が出てくる（そのため、金具を入れたりする必要が出てくる）

管を広げ、圧迫を取り除きます。

この手術では、脊柱管を広げて神経の圧迫をとることはできますが、そこへ至る方法として、首の運動にかかせない筋肉を切りはがしてしまいます。そのため、切られた筋肉が傷つき頭の重みを支えきれず、首が曲がってしまうという、手術による合併症が起こることがあるのです。

これが従来の手術法のいちばんの問題点です。

第2の問題点「再手術の可能性があり、後治療が煩雑(難しい)」

また、椎弓に切り込みを入れて開き、間に人工骨などを挿入して脊柱管を広げる従来の椎弓形成術の場合、**挿入した人工骨がはずれたり、開いた骨がまた閉じてしまったりして、新たに狭窄を起こしてしまう**、という神経合併症が起こることがあります。

このような合併症を防ぐために、最近では金具をいくつも使って、開いた骨を固定する方法がさかんに行われています。近年、世界中で医療費の削減が叫ばれる中、私にはお金のムダ遣いに思えてなりません。

従来の手術法のメリット

従来の手術法が現在も広く行われているのは、当然メリットもあるからです。

まず挙げられるのは、**脊椎手術に熟練した医師でなくても手術ができる**ということ。従来の方法では、広く筋肉をはがして脊椎周辺を見えやすくしますので、比較的簡単に手術を行うことができるのです。

なにしろ、脊髄という体中の神経が集まっている大切な器官のすぐ近くを手術するのです。安全であることは欠かせません。この方法ならば、視野が広く確保できるため、**比較的経験の浅い若い医師や脊椎専門医でなくとも手術が可能**です。

実際、私自身も若いころから脊椎の手術を執刀することができましたが、それは従来の方法で手術をしたからです。

また、その他のメリットとして、**手術用顕微鏡がなくともできる**という点も挙げられるでしょう。

脊柱管狭窄症の患者さんは、日本中のさまざまな地域にいらっしゃると思いますが、患者さんのご近所の病院すべてに専門的な医療機器が備わっているというわけではありません。どうしてもその病院でしか手術を受けられないという事情がある場合、従来の手術法なら受けることができるはずです。

ただ、脊椎外科を専門とする医師ならば、従来法に甘んじることなく、さらに患者さんの体に配慮した処置ができるはず、というのが私の想いであり、脊椎外科医としての使命だと思っています。

従来の手術法である椎弓形成術、そのメリットとデメリット両方を患者さんご自身が知ること。それが満足できる治療への第一歩なのです。

「低ダメージ手術」とは何か

筋肉を元の骨に縫い付けて戻せば大丈夫か？

前述しましたが、「体の負担が少ない低ダメージ手術」とうたっていても、皮膚を切る部分が小さいだけで骨・筋肉などへのダメージは変わらないものが多いのです。

また、筋肉との接合部分である棘突起《きょくとっき》（95ページの図参照）から一度はがした筋肉を元に戻して骨に縫い付ければ何も問題ない、と考えている脊椎外科医が少なからずいます。そうした発想をもとに考案された手術もあり、権威ある病院でもこの方法が行われています。

「筋肉は切りっぱなしにしないで、元のところに戻して縫いつけるので、低ダメージ（低侵襲《しんしゅう》ということもあります）です」

と、患者さんには、説明するようです。

しかし、残念ながらいったん骨からはがされた首の筋肉はほとんど機能しません。

20歳の若く柔軟な首でも……

このことをよく表わしているのが次ページの画像です。

この患者さんは他院で手術を受けた20歳男性です。

第2頚椎と第3頚椎の棘突起に付着する筋肉を一度はがした後、それぞれ元の位置に戻して縫い付けたようですが、術前はほぼストレートだった首が、術後はご覧のように正常とは逆の後ろ凸になっていて、前に曲げようとしても後ろにそらそうとしても、7つの首の骨は全くたわみのない一本の固い棒のようになっています。20歳の若く柔軟な首でさえも手術の仕方によってはこんなことにもなるのです。

まっすぐだった首が、手術後に正常とは逆の後ろ凸に　20歳男性

（1）前屈しても　（2）まっすぐにしても　（3）後屈させても

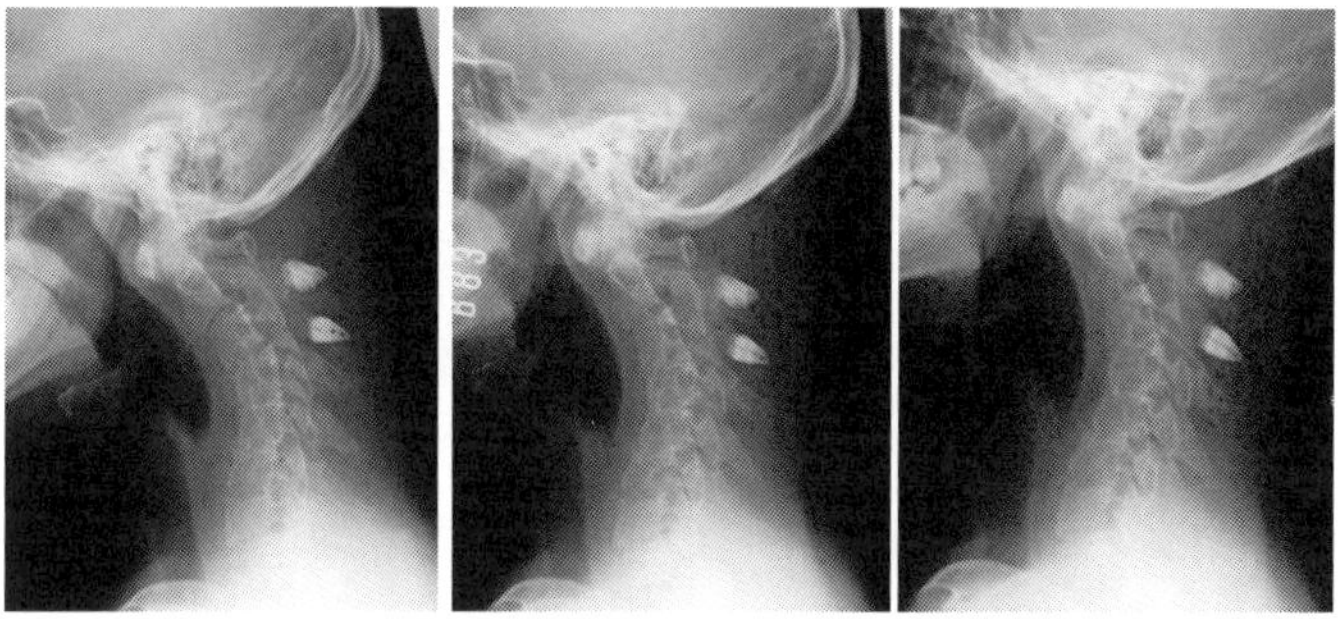

首の骨が動いていないことがわかる

最近、低ダメージ手術、低侵襲手術という言葉が一般的になってきましたが、言葉がひとり歩きしているようにも思います。

低侵襲手術とは、患者さんの体に与えるダメージをできる限り少なくする手術のことです。

人間の体にメスを入れるということは、たとえそれがどんな手術にせよ体にダメージを与えているのです。だからこそ、切らずに済むなら切らない方法を私は選びたい。そのために、どうしたら明日の手術を今日より少ないダメージで行えるのか。常に考え、腕を磨き続けるのです。

メスを握る限り終わりなんてありません。自然に湧き出るその気持ち、その意識こそが、低侵襲手術につながるのだと私は思います。

それでも「金具を入れて骨を固定」しますか？

「首のカーブを保つためには金属で補強するしかない」は本当か？

手術の説明のなかで、

「首の自然なカーブを保つために、金具を入れて補強します」

と言われることもよくあるようです。従来の手術で起こりうる合併症を予測して行われるもので、特にアメリカや中国ではよく目にします。

頸椎は少し前方に凸のカーブ（前弯）をしているのが正常な状態です。

「従来法の手術後にできた後ろ凸変形」と「金具を使った矯正手術」

通常の筋肉を剥がす手術後に
生じた首の後ろ凸変形

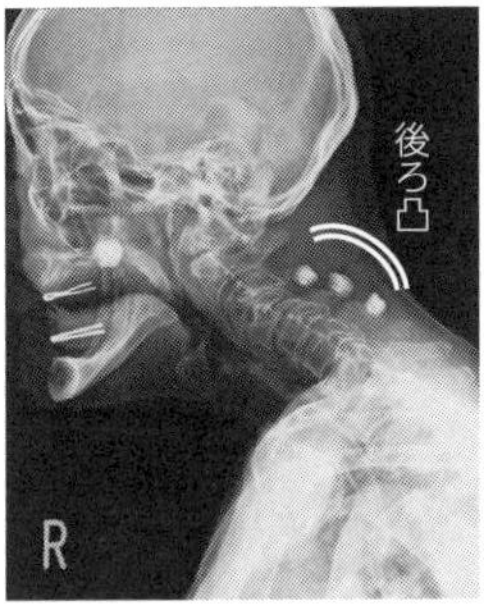

後ろ凸変形に対する
金具を使った矯正手術後

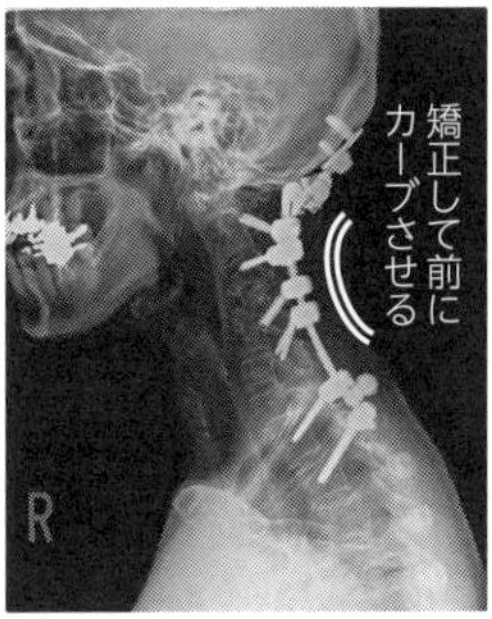

近年、姿勢の悪さなどが原因で頚椎がまっすぐになったり（ストレートネック）、逆に少し後方に凸カーブ（後弯）したりといった人が増えているようです。これでは筋肉の負担が増え、首や肩のこり、頭痛などが起こりやすくなります。

こうした症例には、従来の手術法ではさらに後ろにカーブしてしまうため、金属で固定して前弯をつくる手術が必要となることがしばしばあります。しかし、これでは頚椎への負担が非常に大きな手術になってしまいます。

また、画像で見た限りでは、正常な姿勢に見えるかもしれませんが、固い金属で固定されてしまうため、もともとの柔軟な首の動きは完全に消失してしまいます。

筋肉を傷つけない手術なら、カーブが改善するケースも

では、どうすればよいのかというときに知ってほしいのが、筋肉を傷つけない方法での手術。4章でくわしくご紹介しますが、筋肉を傷つけない手術なら、体への負担が減るだけでなく、もともと体が持っている柔軟性を保つことができます。

それだけでなく、生活環境の変化や身体の成長によって、首のカーブが正常になるケースもあるのです（4章「成長期の体への負担が少ない」152ページ参照）。

「内視鏡手術なら負担が少ない」の真偽

内視鏡が得意とする分野とは

「内視鏡手術なら切開する部分が小さいため、手術直後の痛みが軽く、回復が早い」

脊柱管狭窄症の手術について、こう紹介しているものを見かけますが、これについては大いに首をかしげざるを得ません。

もちろん、内視鏡自体を否定しているわけではありません。内視鏡には内視鏡のメリット、得意分野があります。ところが、脊椎内視鏡手術には、本来の内視鏡の利点が生かされていません。

そもそも内視鏡手術というものは、**患部が胃や腸のような管の中にある場合**、または、それがおなかや関節のような**空洞の中にある場合**にその利点が発揮されます。空洞は手術の作業スペースになるからです。

たとえば、内視鏡による胃のポリープ切除は、胃という管の中で行います。同様に胆のう切除は腹腔という空洞の中で、膝の半月板切除は関節腔という空洞の中で行います。これらの手術は内視鏡のおかげで、それ以前にお腹や関節を切り開いて行っていた手術とは体への負担が比べものにならないくらい少なくなっています。

内視鏡の利点が生かされない手術

一方、脊椎はどうでしょうか。胸椎《きょうつい》と腰椎《ようつい》の前のほうは胸やおなかの空洞にほぼ接していますが、脊椎の後ろ側は頚椎、胸椎、腰椎すべてが強い筋肉や靭帯などで隙間なくびっしりとおおわれています。

内視鏡を使った手術

腹腔での内視鏡手術

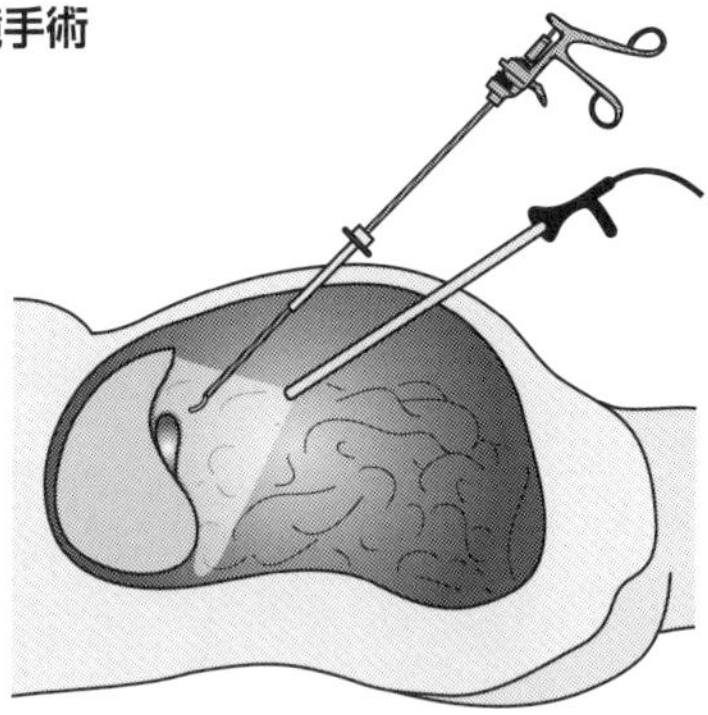

腰椎内視鏡手術

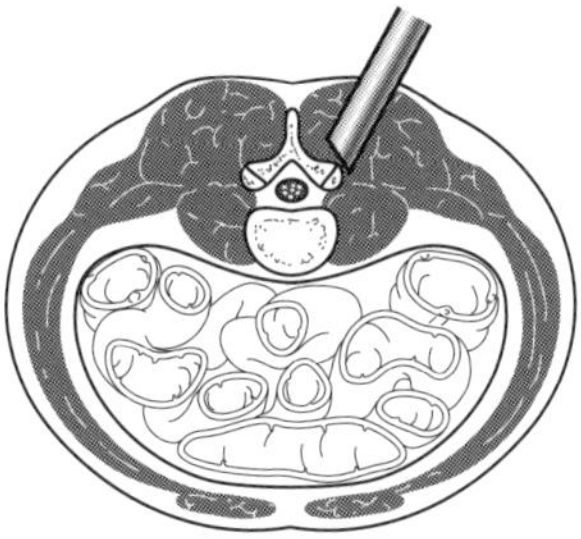

頚椎内視鏡手術

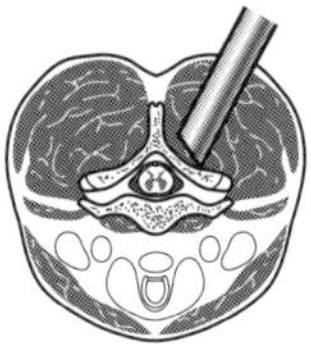

内視鏡手術では、その作業場となる空洞のある場所でこそメリットが発揮される。
腰椎や頚椎など、筋肉や靭帯ですき間なく詰まっている場所に内視鏡を入れて新たに作業場を作るため、これらの組織を損傷しなければならない

おなかや関節の内視鏡手術では、手術の作業場となる空洞が広がっていますが、前ページの二つのイラストのように脊椎の後ろ側には空洞など全くありません。

つまり、脊椎内視鏡手術では、手術が行える作業場を作るために、靭帯や筋肉を切り取ったり裂いたりしなければならないのです。

言い換えれば、**脊椎内視鏡手術ではこれらの健康な組織を損傷しながら手術をしているということ。**内視鏡だからといって、すべてが低侵襲《しんしゅう》であるとは言えないのです。

さらに、通常の手術は術者も助手も両手で行いますが、内視鏡の手術というのは、片手で内視鏡の器具を持ち、片手で患部への処置を行います。

人体内の作業場のほとんどない場所で、片手で作業するわけですから、よほど熟練した医師でなければ難しいでしょう。

私の後輩医師は、「高速道路を片手で運転するようなものだ」と表現しましたが、上手いことを言うものだと感心しました。「できないわけではないけれど、決して安全とはいえない」というわけです。特に首はまかり間違えば全身麻痺も起こり得る危険な部位。このことを、脊椎内視鏡手術を行う医師がきちんと説明しているのか、手術を受ける患者さんやご家族がどれくらい理解しているのか、私にははなはだ疑問に思えてなりません。

事実、脊柱管狭窄症を内視鏡の手術で行い、術後の症状に悩まされて私のクリニックに来られる患者さんからは、

「そんな説明はありませんでした」

「知っていたら受けませんでした」

といった声が聞かれるのです。

内視鏡を使った手術と顕微鏡を使った手術、ビフォー&アフター

私が提唱する「筋肉を温存する手術法」では顕微鏡を使って、筋肉と筋肉の間を丁寧に広げながら脊椎に到達するため、筋肉自体を傷つけることなく手術を行えます。

私はこの方法が、現在行われている脊椎手術においてもっとも低侵襲の技術だと考えています。

首の後ろ側の左右両方に、一方は内視鏡、反対側は顕微鏡による手術をしたという、とても珍しい体験をされた患者さんがいますので、ご紹介しましょう。

この患者さんは、30代後半の女性です。頚椎症性神経根症《けいついしょうせいしんけいこんしょう》という疾患で右の首、肩、肩甲部、腕に眠れないほどの強い痛みが続いたため、第5頚椎と第6頚椎の間にある椎間孔（細い神経の通り道）を内視鏡を使って拡大する手術（頚椎椎間孔拡大術）を受けました。

内視鏡手術によって肩や腕の痛みは減少しましたが、手術の直後から、本人の表現によれば、

「泣きたいほど強い首の痛みが続いたので、仕事を2か月間休まざるを得なかった」

とのこと。しばらくして手術による首の痛みが減少したと思ったら、不運なことに、反対側の左の首、肩甲部、腕などにも同じ症状が出現してしまいました。

今度は術後に首の痛みがない手術を受けたいと思い、いろいろ調べた結果、顕微鏡を使って筋肉と筋肉の間を確認しながら、丁寧に広げて行う脊椎手術があることを知り、私たちのところへ来られました。

術前の画像では左の椎間孔が狭くなっていたので、私たちは顕微鏡を使った手術でその部分を広げて圧迫をとりました。

結局この患者さんは、右は内視鏡、左は顕微鏡による椎間孔拡大術を受けたわけです。

次ページの首の輪切りの画像（ＭＲＩ）を左右にならべたものを見てください。

左は内視鏡手術を受けた後で私たちの病院で初診したときのＭＲＩです。

点線で囲んだ領域は内視鏡手術によって損傷され、縮んでしまった筋肉（深層伸筋）です。内視鏡手術をしていない反対側の実線の領域中には無傷の深層伸筋と太い血管が見えます。内視鏡手術を受けた側ではこの血管は損傷され、無くなっています。

右の画像は我々の手術を受けて４か月たったときのＭＲＩです。

内視鏡と顕微鏡による術後の筋肉損傷

30 代後半の女性　頚椎 MRI　水平断（第５第６頚椎の間の輪切り）

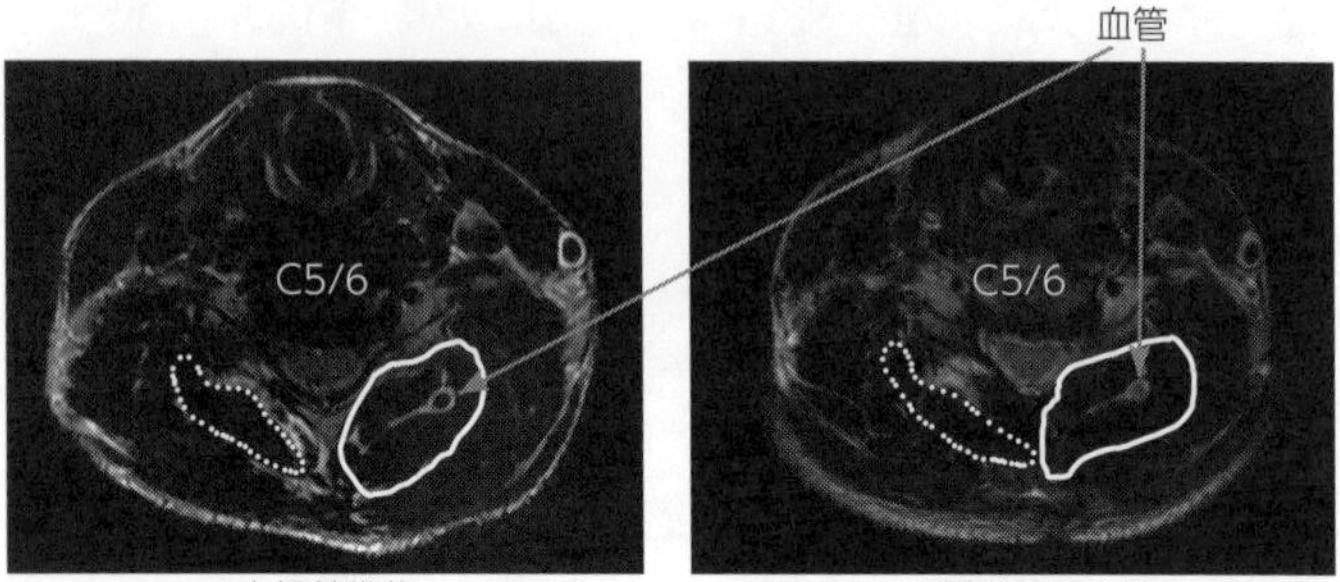

内視鏡術後
われわれの顕微鏡手術前

われわれの顕微鏡手術後 4 か月

実線の領域では深層伸筋の大きさが手術前とほとんど変わらずに保たれ、血管も損傷されずに残っています。

この画像から、内視鏡の手術後に起きた「泣きたいほど強い首の痛み」は、このような筋肉へのダメージと、損傷された太い血管からの出血が原因であることが強く示唆されます。

一方、私たちが行った顕微鏡手術後には左腕や肩の神経痛は消失し、「手術後の首の痛みは比べ物にならないくらい少なった」とのこと。患者さんの痛みを軽減できて、私たちもうれしい限りです。

「手術の後遺症は仕方ない」は医者の敗北宣言

「手術をしてもよくならない」、その理由は……？

ここまでお読みいただいた読者なら、従来の手術を行った場合、〝後遺症〟（正しくは副作用、または合併症）が起こることは、ある意味「仕方がない」ことだとおわかりいただけるでしょう。

というのも、手術によって健康な筋肉をはがしたり傷つけたりする、いってみれば**〝新たな損傷をつくってしまう手術〟**なのですから。

また、従来の手術では、神経への圧迫をとっても、筋肉が弱って姿勢を保てないために首が変形してしまったり、切った骨や中に入れた固定用の金具がずれたりして、新たな神経への圧迫が起こることもあります。

こうした〝問題〟が起きた場合、再手術を検討する場合もありますが、筋肉など組織の損傷が大きな手術では癒着《ゆちゃく》が起きやすく、再手術はさらに難しくなります。

術後の痛みやしびれなどの苦痛をうったえる患者さんにたいして、

「手術による後遺症はある程度は仕方がないものです」

という医師は、いってみれば手術の不完全さを認めているのです。

ですから、悪いところだけを治して手術後のつらい副作用に苦しまないためには、手術を選ぶ必要があります。

望む手術を受けるために、ご自身やご家族が医師や医療機関を見抜く目を持ってほしいのです。

「すぐ手術しないと寝たきりです」と脅されたら…

患者と向き合えない医者ほど、安易に手術を勧める

脊椎外科医として、私は治療の手段として主に手術を専門に行っています。けれど、なんでも手術をすればいいというわけではありません。極論するなら、手術をせずに済むなら、それにこしたことはない、と思っているくらいです。ですから、患者さんに手術を急かすということは、特に症状が出たばかりの状態では好ましくありません。

私のクリニックには、頑固な肩こりや首の痛みだけの症状なのに、「いますぐ手術しないと将来寝たきりになるよ」

などと医師から居丈高に脅され、詳しい説明もされないまま手術の決断を迫られて不安になり、セカンドオピニオンとして訪れる患者さんも少なくありません。

「いま決めれば早めに手術ができますが、そうでないといつになるかわかりませんよ」

などといって返答を迫る医師もいるそうです。

では、いつ手術を受けるべきか?

脊柱管狭窄症の手術のタイミングは、年齢と職業、発症の時期、外傷の有無、症状の程度、画像所見など、個々の患者さんの状態に即した総合的判断によらなければなりません。

病気の初期では症状が一時的なものなのかを見極めるためにも、定期的に脊椎専門医の経過観察を受けるようにしておけばよいでしょう。

一般的には、症状が着実に悪化しつつあり、日常生活動作が満足にできなくなったとき、**圧迫された脊髄を解放する手術（脊髄除圧術《せきずいじょあつじゅつ》）**がすすめられます。

ただ、私の経験では症状があまり悪化してしまうと手術をしてもその効果が得られにくくなります。

というのは、**痛みやしびれがとれないまま圧迫された部分を長く放置しておくと神経が傷ついて、手術をしたあとも症状が残ることが多い**ためです。

そうなると、症状の改善が難しくなり、結局、将来の悪化を予防するだけの手術に終わってしまうことになります。他の病気と同じように、「早期発見、早期治療」は、脊柱管狭窄症でも大切なのです。

長期にわたって術後の経過を見届ける医師にゆだねる

こうしたあらゆることを考慮し、**患者さんの人生と向き合ったうえで、手術のタイ**

ミングは総括的に判断する必要があるのです。

ですから、手術をするか、しないか、するならいつか、といった重大な決定を、「手術はうまくいったからもう診る必要はない」という医師にまかせてはいけません。

一人ひとりの患者さんと真摯に向き合い、ともに悩み、喜び、長期にわたって術後の経過を見届けようとする医師に手術のタイミングをゆだねるべきでしょう。

患者さんに寄り添い、責任感をもって医療に従事する医師もたくさんいます。

心配なら、手術の前に医師に、こう聞いてみてください。

「手術後、末永くアフターケアをしていただけますか?」

「どのようなアフターケアをしてもらえますか?」

ここで、「もちろんですよ」と頼もしく言ってくれる医師、きちんと説明してくれる医師なら、きっと責任をもって手術に臨んでくれるはずです。

高齢での手術は寝たきりになる⁉ 手術の翌日に立って歩いた患者さんの話

その日のうちに自分で起き上がれる

「手術なんてしたら、起き上がれるころには足腰が弱ってしまって結局寝たきりになるんじゃないか……」

「入院中に頭がボケてしまわないか不安で……」

ご高齢の方の手術となると、こうした心配も出てくるでしょう。

長期間の入院になれば、足腰が弱って歩けなくなったり、動けないことで痴呆症が進行してしまったり、ということもあるでしょう。

そこまでいかなくともリハビリに気力や体力を消耗させることになって、これまでとは同じような生活ができなくなるかもしれません。

でも、筋肉を傷つけない方法で手術をすれば、麻酔がさめた直後からこれまでとほとんど同じように動けます。皮膚の切り口は従来の手術の1／3以下、だいたい2・5〜4・5㎝ほどです。ここで断っておきますが、私は皮膚の傷を小さくすることにこだわっているわけではありません。安全性を犠牲にした手術などは本末転倒だからです。しかし、顕微鏡を使い、この手術に慣れてくれれば、このくらいの大きさの傷でも、安全な手術を行える、というだけのことです。

白石法で施術した患者さんたちは、痛みがとても少ないので手術後も自然に首を持ち上げるなど、「さっき手術したとは信じられない」と周囲はもちろんのこと、ご自身がとても驚かれます。

たいていの方は、手術の翌日には無理なく歩いてトイレに行くことができます。

中国の手術で、現地の医師らが驚愕

中国で70歳の方の首の手術をしたときのことです。無事手術が終わり、ＩＣＵ（集中治療室）に患者さんが運ばれ、一晩様子を見ました。翌日、回診に行くと現地の医師たちが、

「もうしばらく、このまま寝かせておこう」

というので、「いや大丈夫ですよ」と患者さんを促したところ、自ら身を起こして立って歩いたので、とても驚かれました。

首もしっかり安定していて手術で切ったところも腫《は》れていない。このような術後の姿は、筋肉を傷つけない手術では、けっして珍しいことではありません。

「日帰り手術」について私がいいたいこと

脊椎手術で当日退院は、医師の無責任

「日帰り手術」という言葉を時々見かけます。一見、多忙な患者さんの事情をくんでいるように見えますが、私に言わせればそれは無責任です。

実際には、手術後すぐに体を動かすことは可能です。

私が行う筋肉を傷つけない手術でも、首の手術をしたあと麻酔が切れてすぐに自力で首を自然に動かすこともできますし、歩くことも可能です。

そうはいっても、脊柱管狭窄症の手術は体の大切な神経があつまる脊髄付近で行う大掛かりな手術、術後の観察は欠かせません。

万が一、何かあったときにすぐ対応できるのは専門の医師のいる病院だけです。**術後の異変が起こるのは、たいてい72時間以内**。どんなに腕のいい医師でも、100%完璧ということはありません。この間は慎重な経過観察が必要なのです。ですから、脊椎の手術に限っていえば、日帰り手術というのは、売り文句ではなく、医師の無責任の現れといえます。

1～2週間が通常。翌日退院は例外的

私の担当した患者さんの標準的な入院期間は1～2週間、です。とはいっても、ほとんどの方は翌日から自然と立ってトイレに行くなど、通常の生活と変わりなく動いていただけます。2週間入院されるのは長いほうで、たいていは1週間たつと退院されていきます。海外から来られた方で滞在日数が決まっている方や、仕事の都合でそ

れ以前に退院されていく方もいます。

　例外的なケースですが、高齢の方で手術の翌日の夜、不穏状態になってしまったため帰宅させたこともあります。

　不穏というのは、高齢の方にまれに起こるもので、知らない場所に行って不安が募ったときなどに前後の状況が混乱して、落ち着かなくなったり、大声を出したり、暴れてしまったりすることです。

　この患者さんは深夜に一人で徘徊《はいかい》するようなこともあり、大変危険な状態でした。私は、狭い病室で安静を強いるよりも、早く家族のもとに帰してあげたほうが気持ちも落ち着き、むしろ安全かもしれないと考え、「いつでも病院と連絡が取り合えるようにしておいてください」と家族に伝えて、ご家族に引き取ってもらいました。すると、たちまち不穏な状態はなくなったのです。

　これも、骨や筋肉を傷つけないため身体の負担が少なく、金具なども入れていないから行えることです。

4章

開発秘話から実例まで

世界の脊椎外科医が驚いた「筋肉を温存する手術」とは

私が「筋肉を温存する白石法」を開発した理由

教科書どおりの手術なのに、患者さんを救えない…

いまでこそ筋肉を傷つけない手術を当たり前に行っている私ですが、以前からそうだったわけではありません。その経緯について少しお話ししておきましょう。

病気や怪我で苦しむ患者さんを救おうと医学の道を志し、晴れて脊椎外科医師として希望をもって働きはじめた私は、予期せぬ事態に遭遇しました。

手術は成功したはずなのに、その後もつらい症状に苦しむ患者さんたちがかなりの確率でいることがわかったのです。その症状は、特に首の後ろの部分を手術した患者さんに顕著でした。

「以前はまったくなかったのに肩こりがひどくなって……」

「首が前に曲がってしまってまっすぐにならないのですが……」

そう患者さんに言われて調べてみても、痛みやしびれの原因になっていた神経の圧迫はきちんと取り除かれています。手術は成功している、なのに悩みは解消されない、それどころか前よりももっとつらい症状に悩まされている……。

手術の教科書を見直してみても、こちらのミスは見当たりません。患者さんたちのつらそうな訴えを聞くことは、私にとってたいへんな悩みでした。なんとか現状を改善したい思いで、診療のかたわら私は独自に研究を重ねることになりました。

健康な筋肉を傷つけてしまう手術でいいのか

研究を続けるうちに、患者さんたちが訴える症状は、どうやら手術の際に首の後ろの筋肉を広い範囲で骨からはがすことが原因らしいとわかってきました。

頚椎の医療では世界最高峰の米国頚椎学会の教科書でも、首の後方の手術では筋肉を骨からすべてはがすように指導していますし、それが当たり前になっているけれども、いくら悪いところを治すためとはいえ、健康な筋肉を骨からはがして傷つけ、その結果、新たな症状に悩まされるようでは、本末転倒ではないか。

そう思った私は、なんとか筋肉を傷つけず温存したまま手術をする方法はないかと、解剖書や医学論文を読みあさり、脊椎の模型を見比べながら検証を重ねました。

〝複雑でデリケートな難しい手術〟の実現を信じて

あるとき私は、筋肉と筋肉の間にすき間があることに注目しました。

〝このすき間を広げることで、筋肉そのものは傷つけずにその奥にある患部の手術ができないものだろうか……？〟

実際、腕や脚などでは、同じようにして筋肉と筋肉のすき間を利用した手術は1世紀以上前から行われています。

ただ、腕や脚などと違って多くの骨の連なりからなる脊椎では、そこについている筋肉の構造は他と比べて入り組んでいます。特に首の部分は背中や腰などの胴体部分と比べて極端に細くできていますから、頚椎につく筋も非常に複雑かつ繊細です。

ところが、従来の手術ではこのように繊細な首の後ろの骨や筋肉を広い範囲で切り取って行うのです。脊柱管狭窄症の場合、脊髄という少しでも傷つけば全身麻痺などの重症へとつながるデリケートな組織のすぐ近くにメスを入れなければならないため、なるべく広い視野を確保する必要があるからです。

けれど、手術が複雑で大変になるからといって、筋肉を切り開いてやりやすくするというのは医師の都合です。患者さんの身になっているとは思えません。

〝筋肉のすき間を利用すれば、手術の合併症（副作用）を防げるかもしれない……〟

この一筋の光明を頼りに、解剖書と脊椎の模型とにらめっこし、臨床での検証を重ねる日々がさらに続きました。

合併症がなく、自然な体で、元の生活に最短で戻れる手術

そして、今から20年前、筋肉と筋肉の間にもともと存在する隙間を広げることで、筋肉を頚椎からはがさずに手術をすることに成功したのです。

記念すべきこの術式第一例目は70代の女性S・Fさんでした。彼女は両手足のしびれを発症し、短期間のうちにお箸も使えず歩けない状態になってしまったのです。祈るような気持ちで術後の経過を見守っていましたが、手足の麻痺は順調に回復し、退院時には歩いて帰宅されました。その後、しばらくして外来で再診されたとき、お箸も使えなかった彼女が自分で作ったきれいな刺繍のハンカチを私にプレゼントしてくれました。

それから6年後にほかの病気で他界されましたが、ご家族が外来にいらして、「おばあちゃんは死ぬまで白石先生に感謝し続けていました」と伝言してくれました。私は思わず、「感謝したいのは私のほうです」と心の中でつぶやいていました。脊椎外

科医としての私の人生の中で忘れられない患者さんです。

これによって、大いに自信と希望を得た私は、さらに術式に磨きをかけながら手術症例を増やしていきました。おかげさまで、それ以来、手術後のつらい症状を訴える患者さんは激減しました。

筋肉が傷つかないため首の自然なカーブもこれまでどおり維持されますから、身体に金属のネジやボルトを入れて首の骨を補強、形を矯正する必要もありません。

さらには、筋肉と骨を切断しないため血流が維持され、術後の回復も驚くほど早い。術後の回復を目の当たりにした患者さんやご家族から、

「脊椎の手術というから心配していたけれど、手術直後から首の装具も何もつけずに枕から頭を起こして、うなずいたり、いいえをしたり、体を起こしたりするのを見ると、そんな大手術をしたとは思えない」

と言われるほど。超早期離床、退院、社会復帰が可能な手術が実現したのです。

図解 白石法による新しい椎弓《ついきゅう》形成術

筋肉を傷つけない手術

脊椎手術には神経の損傷という危険が伴います。

脊髄という大切で繊細な神経が入っているのが脊柱管です。これが狭くなって神経を圧迫してしまうのが脊柱管狭窄症という病気です。

脊椎外科の歴史は、手術によって脊髄を傷つけることなく、脊柱管をいかにして安全かつ確実に広げて脊髄の圧迫を解除するか、という視点から出発しました。これは「脊髄除圧術」と呼ばれています。

実際の脊髄除圧術は大きく分けて二つの要素に分かれています。

人の背中から脊柱管に到達するまでの進入法（アプローチ）と、そして脊柱管を広げる処置の二つです。このうち脊柱管を広げる処置が「椎弓形成術」と呼ばれるものです。

従来の進入法では筋肉の損傷がとても大きかったので、私は筋肉を傷つけないアプローチを考案しました。

それは、筋肉と筋肉の間にあるすき間を利用する方法です。

もともと椎弓や棘突起についている筋肉には、隣り合う筋肉との間にすき間がありま す。その**筋肉のすき間を広げることで頚椎に到達し、筋肉を傷つけることなく手術を行うことができる**のです。

もちろん、広げられる範囲には限界がありますので、手術用の顕微鏡を使って施術するところを拡大しながら慎重に行います。当然、医師の技量も要求されます。

これが私の行っている**「筋肉を温存する低侵襲《ていしんしゅう》手術」であり、今では白石法と呼**

筋肉や関節包を切りはがす従来の手術と白石法の違い

筋肉を広い範囲で切りはがしてしまう

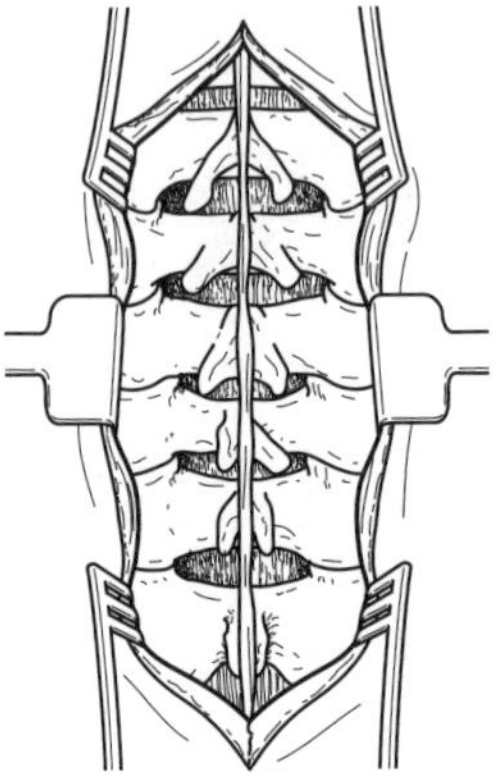

脊椎の整形外科の教科書で教えているのは筋肉をすべてはがして、頚椎に到達する方法

〈白石法〉

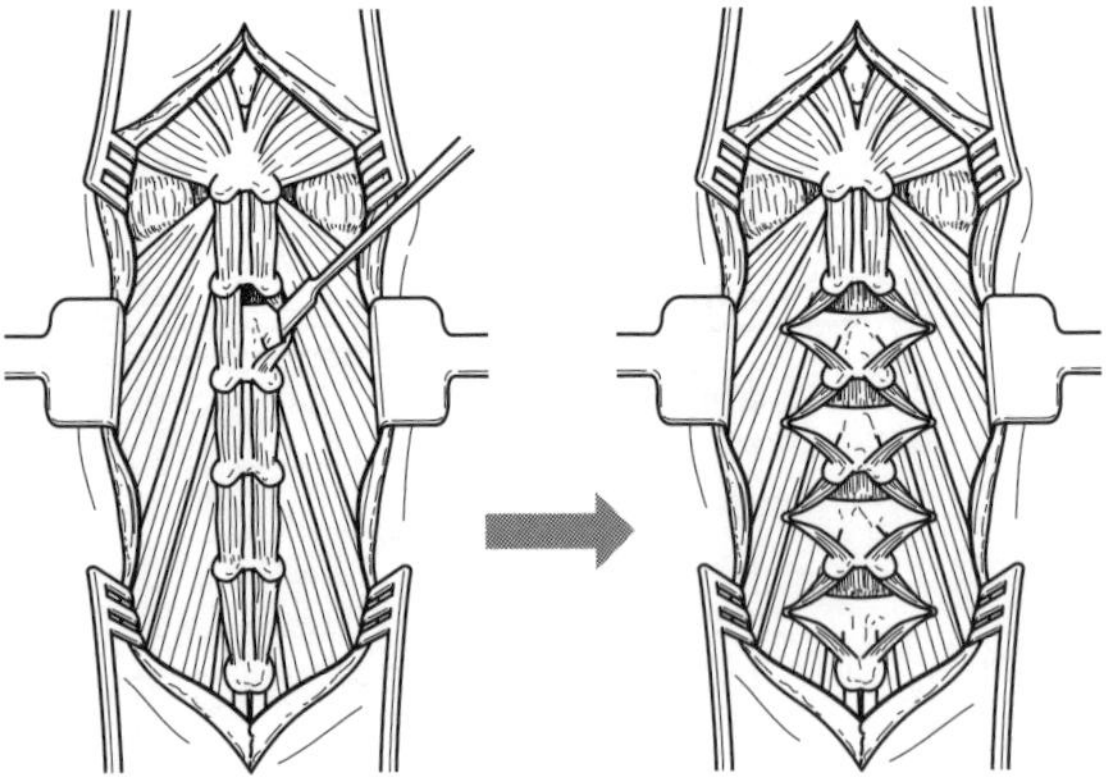

筋肉と筋肉の隙間を広げて、筋肉を傷つけることなく頚椎に到達する。
広げる幅も狭いので左右の椎間関節包も切りはがす必要がない

ばれています。

最小限の骨の切除で、最大限の脊髄除圧効果

さらに、脊柱管を広げる際、従来法の椎弓形成術では関節まで削りますが、これに対し、私は関節を完全に温存しつつも、脊柱管を必要にして十分に広げる方法も考案しました。

従来の手術では圧迫がある部分の椎弓を切って広げた間に金属や人工骨を入れることでスペースをつくり圧迫をとりますが、白石法の手術では**神経を圧迫している部分の骨を必要最小限に削り取ることで神経を解放する**ので、そのような人工材料は一切入れる必要はありません。

従来法では、筋肉を切りはがして露出した骨に切れ目を入れて開き、神経の本幹が通るトンネル（脊柱管）を広げます。開いた骨の間には金具や人工骨を入れて固定します（3章95ページの図参照）。この方法では一度にたくさんの骨を連続して削った

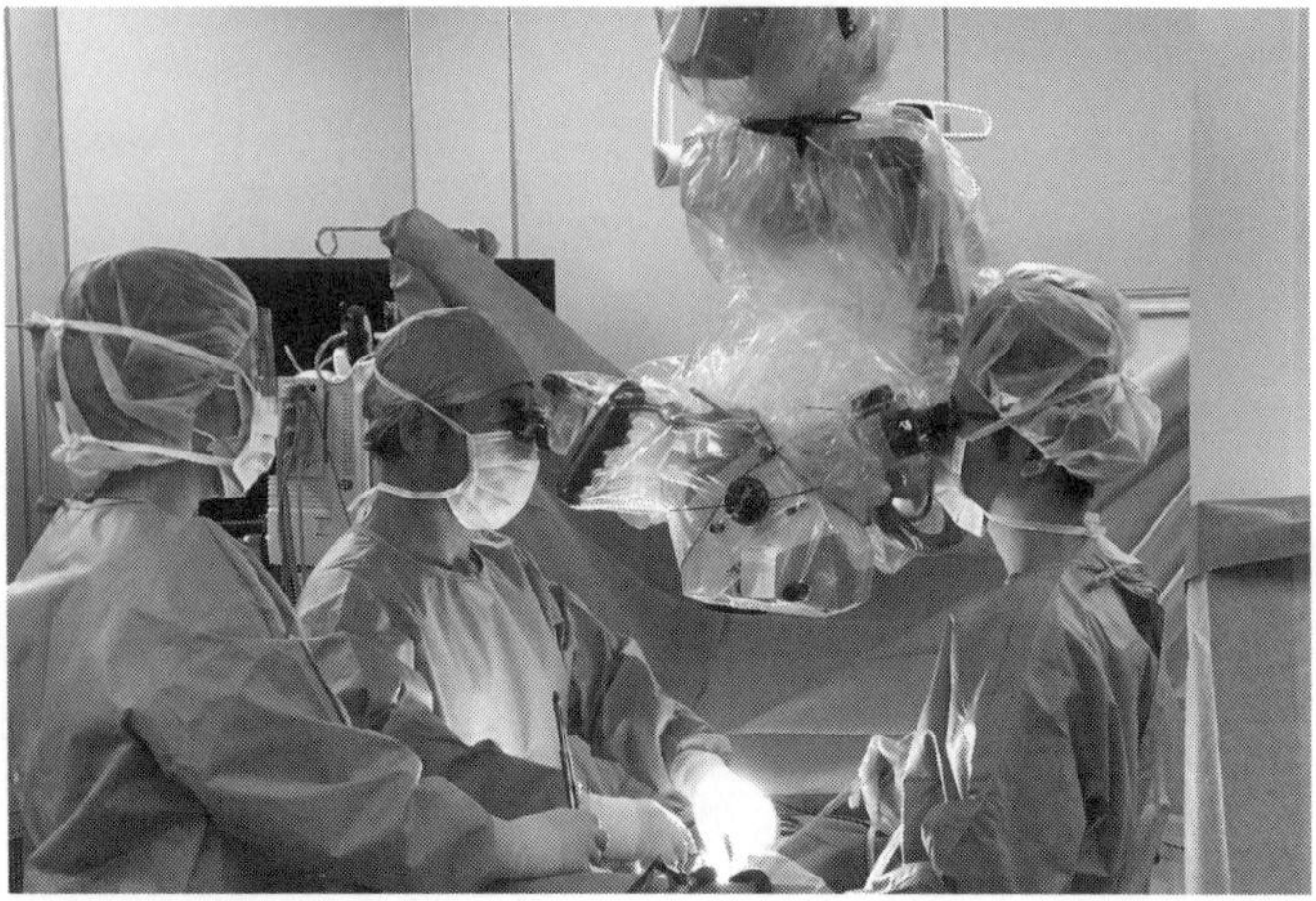

顕微鏡で行う脊椎手術

り開いたりします。また、神経の本幹（脊髄）を圧迫から確実に解放するためには、開く骨の横幅も十分広くしなければなりません。狭い幅で骨を開いても脊柱管は拡大されず、脊髄は解放されません。

また、骨を広げる幅を広くすればするほど、筋肉だけでなく、背骨の関節や、バラバラの骨をつなぎとめ、背骨を一本の支柱として支えるのになくてはならない靭帯や関節包も大きく損傷されます。

こうした広範囲の損傷は、そもそも骨を開いて圧迫をとろうとするから起こること。骨を開かずに必要最小限の骨を切除することで脊髄を解放できれば、筋肉や関節包を温存することができるのです。

骨を削り取るといっても、特に頚椎では、後述するように、関節より十分内側の範囲で骨をとれば、支柱としての構造には問題が起きないということが報告されています。**私はむしろ、切って開いた骨を残すことによって起こる神経合併症のほうが問題だと思うのです**。

白石法で手術をする場合は、筋肉を傷つけないという特長だけでなく、骨の処置の仕方も従来法とは異なります。それは、背骨を一つ置きに削ったり（スキップラミネクトミー）、一つの背骨だけを削って二つの箇所の脊髄圧迫を解除したり（モノラミネクトミー）一つの背骨の一部だけを削ったり（椎弓間除圧術）することで、骨を削る幅をできる限り狭くします。このような工夫によって、骨を削る分量を最小限にしながら、脊髄の神経圧迫を最大限に解除するのです。

ではどのくらい削りとるかというと、脊髄の幅に２～３㎜加えた幅です。日本人の脊髄の幅は平均で約12～13㎜ですから、それより２～３㎜広くすると、平均15㎜の幅となります。これで脊髄は、確実に圧迫から解放されます。

私の除圧術は脊髄を押している（圧迫している）骨を脊髄から切り離す作業ですから、ごく小さなドリルを使いながら慎重に骨を削り、脊髄を覆っている硬膜と紙一重のところまでうすく削った後は、それを繊細な器具を使って硬膜から慎重にはがします。

一朝一夕に身につく技量ではありませんが、脊椎外科の資格を持った医師がきちんと習練を積めば可能なことです。


こうして骨をとってやることで、脊髄を圧迫していた部分が広がります。あとは、作業スペースを確保するために広げていた筋肉を元どおりにして、傷口を縫い合わせれば手術は終わりです。筋肉を傷つけないため、手術中の出血量も平均すればお猪口に1杯程度で、通常の手術に比べるとごくわずか、傷口も25〜45㎜程度と極めて小さくてすみます。

これらは総称して「選択的椎弓形成術」と呼んでいます。

白石式の椎弓形成術

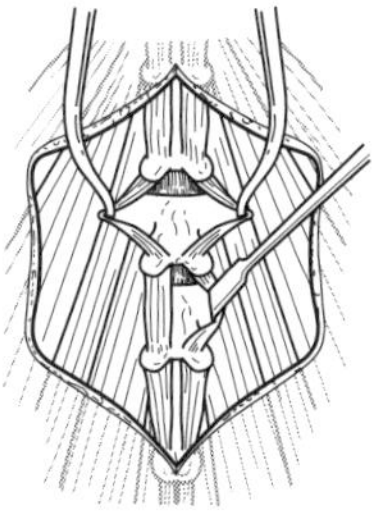

1
筋肉と筋肉の隙間を広げて奥にある骨（椎弓）を露出する。

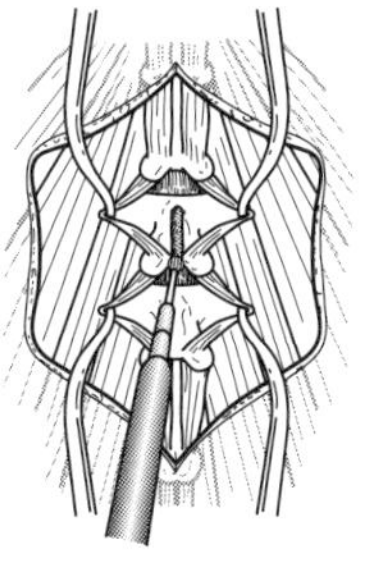

2
筋肉が両側についている棘突起という骨の真ん中にドリルで切りこみを入れる。

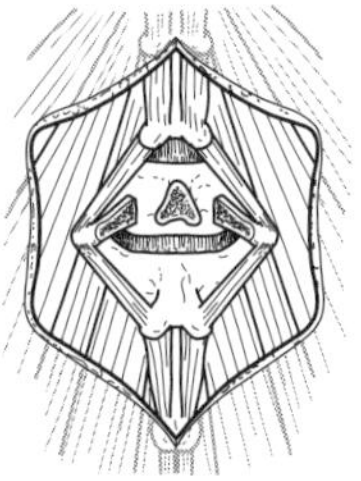

3
この切込みを左右に広げて棘突起を2分割する。こうして、突起についている筋肉を傷つけずに目的とする椎弓を露出させる。

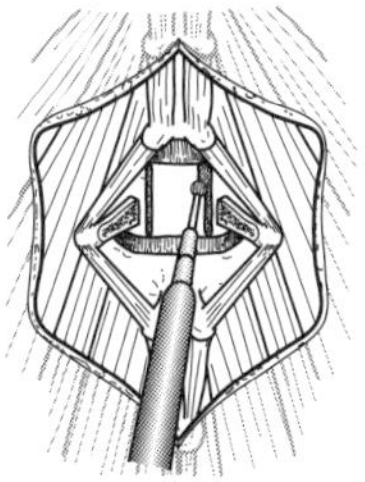

4
露出した椎弓をドリルを使って幅15－16mmだけ削り取り、脊髄の除圧を行う。

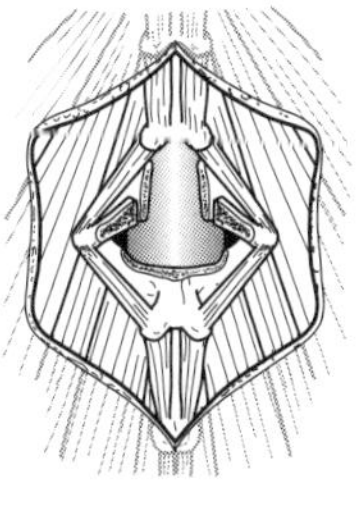

5
脊髄は除圧され、脊髄硬膜が見える。左右の椎間関節は従来法のように筋肉や関節包を剥がされてむき出しにされないので、完全に無傷のまま温存される。

椎弓を取り除いても力学的に問題ない、という実験結果

「いくら筋肉を傷つけないとはいえ、脊椎を削り取るなんて本当に大丈夫なのか」

こうした疑問について、米国脊椎外科学会の会長を務めたアメリカの脊椎外科専門医であるトーマス・A・ズデブリック氏（ウィスコンシン州立大学脊椎センター）による研究があります。

彼は、頚椎の椎間関節を削ることで、頚椎にどのような力学的変化が起こるかを実験しました。それによると、左右の椎間関節よりも内側の骨であれば、削り取ってしまっても頚椎の力学的な強度はまったく減じなかったという結果が出ました。しかし、左右どちらか一方の椎間関節を内側から外側に向かって、1／4、2／4、3／4と削っていくと、2／4削ったところで頚椎の曲げやねじれに対する抵抗力が明らかに

減少したということです。さらに、関節包の切除による頚椎の力学的変化も調べたところ、やはり内側から2／4切除したところで抵抗力が明らかに減少したのです。重い頭を支え、首の姿勢を保つために、いかに関節や関節包の役割が大きいかを示す実験結果です。

95ページの下段のイラスト（左）を見てください。

左右に見えるのが椎間関節包ですが、従来の椎弓形成術だと、この関節にまで切り込むので問題なのです。この椎間関節の距離には個体差はあるものの、ほとんどの日本人の患者さんで20㎜以上です。白石法では椎弓を削る幅が平均15㎜。椎間関節は椎弓の左右の端にあるので、15㎜くらい削ってもなお、関節にまで届きません。つまり、椎間関節もそれを覆う関節包も無傷で守られ、姿勢への影響がないことがこの実験からも実証されていると思います。

次の項目からは、実際に白石法の手術を受けた患者さんの例を出しながら、手術前後の様子やそのメリットをより詳しく説明していきます。

従来法と白石法の違い・まとめ

椎弓形成術（従来法）	白石法
× 筋肉・関節・関節包を 傷つける	○ 筋肉・関節・関節包を 傷つけない ↓ 首の変形がない。 姿勢は元のまま保たれる
× 4～6個の頚椎椎弓を 連続して開いて残す ↓ 開いた椎弓が 閉じたり外れたりして、 神経を再圧迫する原因になる	○ 神経（脊髄）を圧迫している 椎弓だけを選択して 削り取る ↓ 開いた椎弓による 神経の再圧迫は起こりえない
× 金具を入れて 開いた椎弓を固定する ↓ 金具がゆるんだり外れたりして、 神経を再圧迫する原因になる 人工物を体内に入れると、 ばい菌が入って感染しやすい 器具に高額の医療費がかかる	○ 体内に金具や 人工物を入れない ↓ 金具による神経の再圧迫は 起こりえない 感染しにくい 余計な医療費が一切かからない

実例1 体への負担が少なく、後遺症がない

高齢者でも寝たきりにならない

脊椎の手術となると入院が必要です。高齢の患者さんやご家族のなかには、

「起き上がれるようになるまでに足腰が弱ってしまうのでは……」

「この年で手術、リハビリなんて回復する前に動けなくなるんじゃない？」

と、手術から回復するための体力について、このようなご心配をされる方も多いのではないでしょうか。


白石法は体への負担を極力軽くした手術法のため、手術前に歩けていれば手術の翌

日にはたいていの患者さんが自分で歩いてトイレに行くことができます。

75歳で手術をされたＡさんの例をご紹介しましょう。

Ａさんは農業を営まれており、大病を経験されることもなく、家業はもちろん趣味のゴルフもたしなまれるなど、日々体を動かす生活をされていました。

ところが、ある日突然、背中や肩に激痛が起こり、大好きなゴルフのスイングにも力が入らず、その後次第に手足にしびれ、腕の冷えを感じるようになります。症状はさらに進み、箸が持てない、ボタンが掛けられないなど、ふだんの生活にも支障が出るようになってしまいました。

近くの病院で頚椎のＭＲＩ検査を受けましたが異常は見つかりません。どうしたものかと困っていたところ、偶然にもゴルフ仲間のお一人で中学時代の友人Ｂさんが私の頚椎の手術を受けたことを聞いたそうです。そのお仲間は、術後わずか半年余りでゴルフができるようになったと聞き、「ぜひその手術を」と受診されました。

検査の結果、Ａさんは先天的に脊柱管が狭い体質で、加齢による変形で神経を圧迫していることがわかりました。脊髄への圧迫による症状が進んでいるため、このまま放置すると、将来的には車椅子の生活になる恐れもある危険な状況であることが判明、Aさんのご希望どおり、手術をすることになりました。

手術後は、ゴルフや家庭菜園が楽しめる日々

Aさんには、あらかじめ4日間の検査入院で手術を受ける前の食生活の指導を受けてもらい、手術のための入院期間は約2週間を予定していました。

手術は入院の翌日に行い、5時間余りの手術になりました。

Aさんが手術後の様子を詳しく書いた手記があるのでご紹介しましょう。

「麻酔から覚めて無事に手術が終わったことに安堵しました。特別な首の固定もなく肩と背中に痛みを感じましたが、翌日にはベッドから起きてトイレに行くこともできました。

四日目には何とか自力でシャワーを浴びることもできました。その後、リハビリ運動を毎日一時間ほど行い、徐々に歩行も容易になってきたので、リハビリ時以外にも病室内廊下の歩行や階段の上り下りの繰り返し運動を続けることに努めました。

術後一週間後には肩や背中の凝り、手足のしびれはあるものの、首を動かすのには全く痛みを感じることもなく体力の回復を実感でき、予定通り二週間後に退院しました。

術後の白石先生の定期検診は一ヶ月、半年、そして76歳を迎えた誕生日（7月12日）に一年後の検診を受けました。結果はＭＲＩ検査の画像診断で手術が成功していることを告げられ、先生にお願いして良かったと感謝で一杯です。

手術後間もない頃は手足のしびれ、冷え症などの後遺症があることを訴えていましたが、最近では体の動きや筋力は完全に元の状態に回復し、しびれ等の後遺症もほとんど感じられないようになりました。しびれや麻痺などの神経症状は手術で圧迫を取ってあげてもすぐになくなるわけではないそうです。神経は生ものですから、圧迫を受けていた期間が長ければ長いほど、回復にも時間がかかることは避けられない、と説明を受け、納得しました。

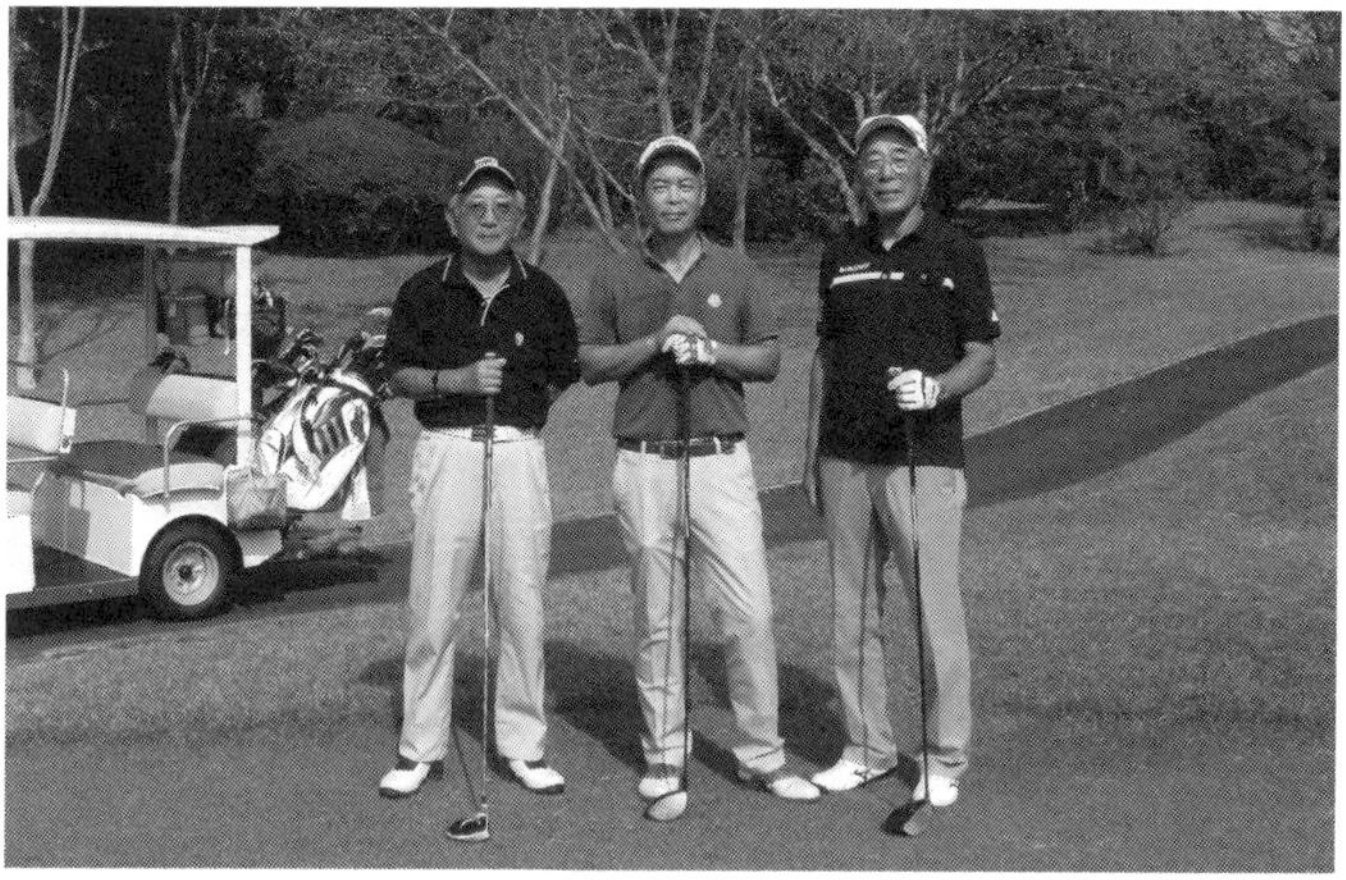

76歳を迎えて仲間と元気にゴルフができるまでに回復したAさん（写真右端）とBさん（左端）。中央は著者

今は趣味の家庭菜園やゴルフが自由に出来るようになり、健康を取り戻せた幸せを実感しております。」

Aさんからのお手紙には写真が同封されていました。手術によって以前の生活を取り戻すことができた様子が伝わってきます。

ちなみに私が執刀した最高齢の方は94歳の男性です。首の狭窄のため、立ち上がることができなくなったため手術を受けました。もちろん、この方も手術の翌日には手押し車を使ってトイレに行き、屋内であれば自分で移動できるまで回復しました。

実例2 社会復帰が早い

5日後に退院した40代の女性

白石法の手術では、手術と回復にかかる時間が極力短くできる点も患者さんには魅力のようです。

できるだけ早く社会復帰をしたい、そんな要望を叶えた実例として、二つの症例をご紹介しましょう。

40代女性のAさんは、手足のしびれや痛みがひどいばかりでなく、手の指を伸ばしたり曲げたりすることがままならない状態で、他の病院を受診したところ、頚部脊柱管狭窄症と診断。手術を勧められ、私のところへ来られました。

診察の時点で明らかに脊髄症状が現れており、できるだけ早い手術が必要でしたが、Aさんは手術に難色を示しました。話を伺ったところ、まだお子さんが手のかかる時期なので、長く家を空けたくないというのがその理由でした。

そこで、筋肉を温存できる白石法なら一般的な手術よりも短期間で退院できることを説明したところ、手術に同意されました。

Aさんはお子さんのために早期退院を目指し、手術翌日から、積極的にリハビリに取り組みました。そして、ご本人の強い希望があったため、何かあったらすぐに受診していただくことを条件に、5日後に退院されました。

ちなみに、手術後の早い時期から起き上がって歩くことで回復も早くなりますが、私たちは強制的に「翌日から立って歩きなさい」とはいいません。

「歩けるなら歩いてください。痛くて無理なら1、2日安静にしていれば遅くとも3日目には歩けますよ」

こう説明します。それでも、ほとんどの人がAさんのように翌日から起き上がって歩いています。術後の痛みが少ないからでしょう。

Aさんは、その後も定期的に検診に来られていますが、経過はたいへん順調で、日常生活にも支障がなくなったと笑顔で報告してくださいました。

手術後、運転業務を無事再開

体を使う仕事の場合など、退院後の体力や患部の回復などを懸念する方も多いでしょう。

50代のKさんはタクシーの運転手をしており、手足など体のしびれや痛みがひどく、なかでも首を自由に動かせないのが困るといって受診されました。確かに首が動かしにくくては運転できません。

Kさんにとって最も心配なのは、手術を受けても首の痛みが残ったり首が回らなくなったりして、運転の仕事ができなくなるのでは、ということでした。

確かに、従来の筋肉をはがす手術では背部痛が起こって首が回らなくなるおそれがあります。車の運転では、後ろを振り向く動作に不自由を感じて、バックができなくなることも多いようです。

筋肉を温存する白石法なら、背部痛の可能性は極めて少ないことを説明したところ、手術を受ける決心をされました。

Kさんは、手術後28日目にはタクシーの乗務を再開したそうです。手術前と比べて、首が自由に動くことをとても喜ばれ、

「失職の心配をしないですみました。手術を受けてよかった」

と笑顔で語ってくださいました。

Kさんのような体が資本の職業の方にも、安心して受けていただけることも白石法の強みです。

実例3 成長期の体への負担が少ない

野球少年A君の夢をつなぐために

成長期前の子どもへの手術は、大人以上に注意が必要ですが、筋肉を傷つけない白石法は、これから成長する体の組織にも極力負担をかけず、患部だけ治療することが可能です。

10歳のA君の例をご紹介しましょう。

野球少年のA君は、あるときからボールを投げることはおろか、握ることすらできなくなり、さらに片脚を引きずるようになったため、来院しました。

画像を撮って調べてみると首の一番上の部分、頭と首のほぼ境目の脊髄に腫瘍ができていて、それが神経を圧迫して麻痺を引き起こしていることがわかりました。しかも腫瘍は脊柱管の外にまで大きく飛び出していて、椎骨動脈という首から脳に向かう大事な動脈を押しのけていました。

通常、脊髄や動脈の損傷を避けながら腫瘍を安全に切除するためには、筋肉を広い範囲ではがし、首の骨も大きく削って問題の腫瘍と、腫瘍に押されてぺしゃんこになった脊髄を露出します。しかし、このように筋肉や骨を大きく損傷するとこれまで何度も説明してきたように支柱としての頚椎の機能が損なわれ、首が前に垂れさがったり、ぐらぐらになったりするため、腫瘍を取った後にたくさんの金具を使って頚椎を固定し、補強をしなければなりません。時には頭から首まで固定しなければならないこともあります。

さらに、万が一腫瘍が再発した場合、二度目に行う手術は一度目の手術の何倍も難しくて危険な手術になるのです。金具を外してまた入れ直すことを想像してみてください。再手術による骨や筋肉、靭帯などのダメージは計り知れません。彼にも通常の手術ではダメージが大きくなってしまい、運動時や日常生活でも支障をきたす後遺症が出る可能性が大いにありました。大好きな野球もできなくなってしまうかもしれない。10歳の少年にとって、それはとてもつらい現実です。

子どもの成長を阻害しない手術

そこで私は、筋肉と筋肉のすき間から首のもっとも上にある2つの骨に切れ目を入れ、筋肉をつけたまま開いて腫瘍を取り除きました。そして、筋肉をつけたまま開いた骨をあたかもパズルをはめるように完全に元に戻す手術を行うことにしました。複雑な手順になるのですが、元通りに骨と筋肉がおさまるので、身体に大きな変化が起こらずにすみます。これはアップアート法というもので、背骨の後ろ半分を、そこについている筋肉も全くはがさずに一かたまりにして開き、腫瘍を広く露出させ、広い視野で安全・確実に腫瘍を取り出した後、筋肉をつけたまま開いておいた骨を元に戻すという画期的な手術法です。

この方法で、A君の脊髄の腫瘍は無事に摘出することができました。切り開いて元に戻した骨には、筋肉という血液が豊富に流れる組織が無傷のまま付着していたので、そこから骨に十分な栄養が供給され、骨の切れ目は跡形もなく数週間で元どおりにくっつきました。レントゲン写真やMRIには手術の痕跡すら残っていません。

はじめて来院したとき片脚をひきずって歩くのもぎこちなかったA君ですが、今では野球部で元気一杯活躍しています。

同じく頚椎の腫瘍で白石法の手術を受けた12歳の少女のケースでは、もともと頚椎が後凸に変形していたのが、筋肉を傷つけずに腫瘍を摘出したことで、9年後のレントゲン写真では成長にともない正常の首のカーブを取り戻していました。

「患部さえ治療できればいいだろう」という気持ちでは、本当の意味で治療しているとはいえません。

「患者さんの将来を見すえ、人生に寄り添った治療をしよう」

この気持ちをつねに忘れないよう心がけています。

成長するにしたがって、正常の前方凸に変わった

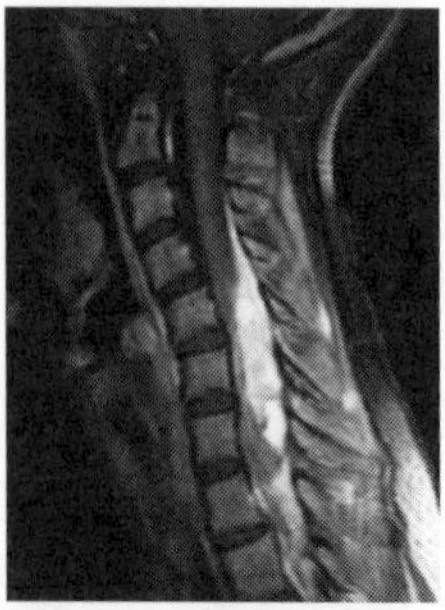

手術前　12 歳

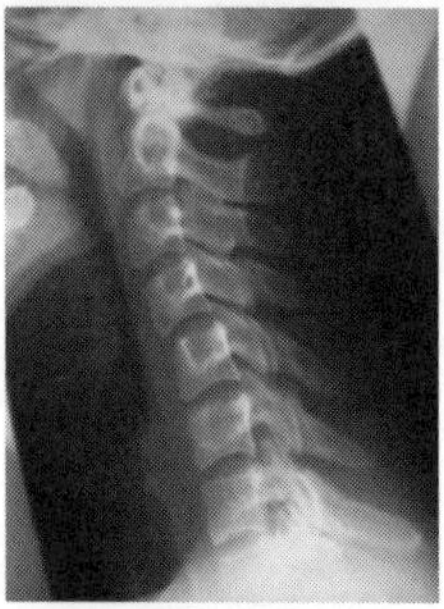

手術後　5 か月

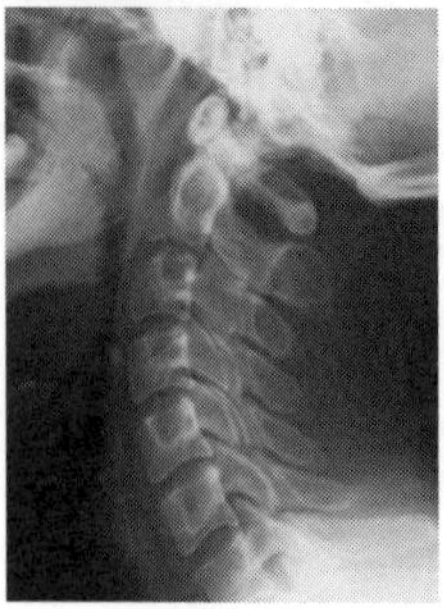

手術後　21 歳

12 歳のときに筋肉を切らない手術を受けた女児が、成長に伴い、頚椎のカーブが正常の形に変わった

実例4 無駄なお金がかからない

金属のネジで固定する必要はない

従来の筋肉をはがして行う手術では、筋肉が傷ついて頭や身体を支えきれなくなることがあり、その場合、金具を入れて補強するケースが多く出てきます。また最近では、脊柱管を広げるために開いたまま残した骨（椎弓《ついきゅう》）が閉じたり外れたりして脊髄（神経）を再び圧迫することがないように、骨を高価な金属材料をいくつも使って固定する方法がさかんに行われるようになりました。

自分の体のなかに、人体にとって異物となる金属のプレートやネジが入るというのはできれば避けたいもの。また、固定したことによって椎骨の柔軟な動きはどうしても阻害されてしまい、いままでのようには動かせなくなってしまいます。

100万円の金具代は必要ありません

医療用の金具を入れるとどのくらいかかるのでしょうか。開いた骨を固定する金具は1組およそ20万円します。首の部分を固定する場合ですと、だいたい5つ必要です。つまり、手術代のうち金具代だけで100万円かかりますので、患者さんにとっては大きな出費です。補強のために使う金具は補強する範囲にもよりますが、さらに高額です。

保険診療では国が国民の税金を使ってこれらの医療費を払っているわけです。そもそもこうした費用も、開いた骨を残したり、筋肉や関節包を手術によって損傷するからこそ必要になるわけです。白石法の手術は、患者さんのお財布だけでなく、国と国民の懐にもやさしい手術なのです。

実例5 個人の生き方に寄り添う治療

プロレスラーとして現役にこだわりたい

病気が治りさえすればいいかというと、それほど簡単ではないのが人生です。

治療や手術の後遺症によって、それまでできたことができなくなってしまうとしたら……、二の足を踏んでしまう患者さんの気持ちはよくわかります。

もちろん、命あっての人生ですが、人生から切り離せない生きがいがある人もいるでしょう。

プロレスラーとして活躍されている天山広吉さんもそんな一人でした。

脊柱管狭窄症の情報を発信しつづけている健康雑誌「わかさ」(2012年9月号)に掲載された、天山さんの手記をご紹介しましょう。

「二〇〇七年十月八日、両国国技館での試合で、対戦相手から大技をくり出された私は、首を強く打ってしまいました。

もともと、その二、三年前から首に痛みやしびれを感じることがあり、頚椎の脊柱管狭窄症の兆しがありました。プロレスという激しい仕事を選んだ私ですが、実は生まれつき脊柱管が細く狭窄しやすいと医師から忠告されていたのです。

そのうえ、脊柱管狭窄症の直接的な原因となった「後縦靭帯骨化症」という病気は、以前、母が患っており、遺伝的に起こる可能性が高いと言われていました。

子どものころからあこがれ続けたプロレスの世界でメシが食えている、このことが本当に幸せだった私は、首や肩のダメージがいくら重なろうがまったくおかまいなしでした。

ただ、今回ばかりは「やばい」と感じたのも正直なところ。実際、試合後に首から右肩右腕にかけて痛みやマヒが起こりました。食事をしようとしたら箸も持てない。日常生活にも支障が出るほどになってしまいました。

でも、私のリングでのイメージは「猛牛」です。こんな情けない姿はファンには見せられませんから、ひた隠しにして平然と振る舞っていました。

その一方で、針治療や整体に通う日々。針や整体はやってもらうと一瞬痛みがやわらぐのですが、試合で体を酷使すれば、症状がすぐぶり返す。それどころか、痛みやしびれはひどくなるいっぽうで、だましだましの治療は限界に近づいていました。

そのうち強い痛みで眠れない夜が続きました。精神的にもどんどん追いつめられ、支えてくれる家族にも当たる毎日に自分自身に嫌気がさします。「引退」の二文字がよぎるようになったのはこの頃です。

けれど、プロレスをあきらめるのは、生きがいをなくすも同然です。

「俺の人生はこれで終わるのか……、それなら生きていても仕方がない」

当時は毎日そんなことを考えていたのです。

手術を決心した一言

そんな絶望の淵から救ってくれたのが家族であり、ファンの人たちの温かい励ましでした。特に、当時五歳だった息子の無邪気な一言は、私の心に響きました。

「パパの試合がもう一度見たいな」

私はついに手術を決心しました。

ただし、後遺症が残らない、必ず現役復帰できる方法でなければ、手術をする意味がありません。

そこで、トレーナーやリングドクターらに相談しながら必死に病院を探し、たどり着いたのが白石建先生でした。筋肉を傷つけない白石法の手術法を説明され、直感的にこれしかない、と手術をお願いしました。

白石先生は、私のＭＲＩ画像をみて、あまりの状態の悪さに絶句。しばらくして、「これでよくプロレスをやっていましたね」と半ばあきれ顔で言いました。

命を預ける気持ちで、自分の希望を必死で伝えました。すると、白石先生は、

「私にまかせてください。必ず治しますよ」

ときっぱりいってくれたのです。

生きがいをあきらめずにすむ治療を

手術にかかったのは正味二時間半、思っていたよりも楽なものでした。

術後の痛みはほとんどなく、翌日からすぐに少しずつ動けるようになり、一週間後には退院、首にメスを入れたとは思えない回復ぶりで正直おどろきました。

しかも、首の症状だけでなく、長年悩まされてきた坐骨神経痛まですっかり解消したのには信じられない気持ちでした。

退院後は、近くの医療センターでリハビリ、さらに右肩腱板断裂と右肩亜脱臼が見つかり再度手術などを経ながらも、日に日に思い通りに体が動いていくことが大きな喜びでした。

そして、二〇一〇年十一年十八日、復帰戦を無事迎えることができたのです。」

私は天山さんの復帰戦を拝見させていただきました。そこで、彼はリングの柱に立って後ろ向きに空中回転しながら下にいる相手の上に乗るという、信じられない技を披露してくれました。

天山さんは、いまもプロレスラーとして第一線で活躍されています。

現在、首の痛みはほぼなくなり、軽い麻痺が残っている程度。麻痺を完全にとるには、麻痺をおこしていた期間の何倍もの時間がかかりますよ、と告げたとき、

「ファンのため、家族のため、なにより好きなプロレスのための闘いですから」

と答えた天山さんの決意に満ちたまなざしは忘れられません。

白石法のデメリット
受けられる医療機関が限られる

白石法メリット&デメリット・まとめ

白石法のメリットとしてまずあげられるのは、回復が早いこと。

白石法の手術では筋肉のすき間を広げるだけ、皮膚を3〜4㎝（少ない人だと2㎝ほど）切開するだけですむので、**傷口が小さく出血も非常に少量**です。

また、筋肉を温存しておけば、血流が維持され、栄養が十分に供給されるので、**術後の回復が早くなります。**弱くなった患部を固定するために、骨を移植する場合でも、骨の接合も早くなります。

さらには、術後の後療法（アフターケア）が非常に簡単です。痛みが少ないので患者さんは翌日から立って歩くことができます。

首を固定するカラーをつけたり、痛みをとる目的の薬物療法や理学療法（温熱療法、運動療法、けん引など）が長い間必要になったりといった患者さんは、白石法ではほぼ皆無です。

術後のつらい症状がないというメリットから、白石法の手術（＊）、または「白石法を取り入れた手術」（＊）を行う医療機関は、現在着実に増えています。

白石法に興味をもってくださる医師の方には、日本国内に限らず世界中から来ていただき、あるいは公的機関から招待され、実際の手術現場を見ていただいたり、研修を行ったりして技術指導をしています。

ただ、白石法では、熟練した医師が手術用の顕微鏡を用いて手術を行う必要があります。そのため、現時点では、残念ながら**どこの病院でも受けられるというわけではありません。**

医師の技量が問われない従来法の手術は、多くの医療機関で施術が可能なので、この点が白石法のデメリットといえます。

次のページに、白石法、または「白石法を取り入れた手術」が受けられる医療機関（２０１８年９月現在）を掲載しましたので、手術をご検討の方は、参考になさってください。

＊白石法の手術とは、私が手術を執刀、あるいは、私とともに手術や臨床に臨んできた「チーム白石」のメンバーである医師が手術を執刀することをさします。

＊「白石法を取り入れた手術」とは、白石法の手法を取り入れて、その医療機関の医師が行う手術をさします。「白石法」では、「椎弓を削り取る幅は15㎜」など数値や手術の進行をそのときの最新のものに更新しながら行いますが、「白石法を取り入れた手術」は、医師によって手法、技量に幅があります。
担当の医師によくご確認、ご相談の上、手術の決定をしてください。
その際、「いい脊椎外科医を選ぶ４つのポイント」（１８５ページ）などを参考にしてみてください。

白石法を取り入れた手術を行う病院・医師リスト

1	東京歯科大学市川総合病院　脊椎脊髄病センター 千葉県市川市菅野5－11－13 047－322－0151（代表） 青山龍馬／二宮　研／海苔　聡
2	川崎市立川崎病院　整形外科 〒210-0013　川崎市川崎区新川通 12-1 044－233－5521（代表） 上田誠司
3	国立病院機構村山医療センター　整形外科 〒208－0011　東京都武蔵村山市学園2－37－1 042－561－1221（代表） 谷戸祥之／山根淳一
4	済生会横浜市東部病院　整形外科 〒230-8765　神奈川県横浜市鶴見区下末吉 3-6-1 045－576－3000（代表） 福田健太郎／北村和也
5	藤田保健衛生大学病院　整形外科 〒470-1192　愛知県豊明市沓掛町田楽ヶ窪 1 番地 98 0562－93－2111（代表） 志津直行
6	社会医療法人祐生会みどりヶ丘病院　脊椎脊髄外科センター 〒569-1121 大阪府高槻市真上町3丁目 13- 1 072－681－5717（代表） 長谷　斉
7	日本赤十字社　京都第二赤十字病院　整形外科 京都府京都市上京区釜座通丸太町上ル春帯町 355 番地の 5 075－231－5171（代表） 八田陽一郎
8	洛和会丸太町病院　脊椎センター 〒604-8401 京都府京都市中京区七本松通丸太町上ル 075－801－0351（代表） 原田智久

（2018 年 9 月現在）

5章

痛みやしびれを手遅れにさせない！

脊柱管狭窄症で後悔しないための対策法

早期発見、早期治療のために

軽いしびれでも2〜3週間続いたら脊椎専門医へ

脊柱管狭窄症は神経を圧迫することで、痛みやしびれが出る病気であることは、もう十分おわかりいただけたでしょう。

大事なことなので繰り返しますが、**神経は圧迫された期間が長ければ長いほど、治るのが難しくなります**。また、若ければ若いほど、治りが早く、年をとればとるほど治りにくくなります。これは細胞内の水分量が若いほど多く弾力があるため、圧迫をとれば元の形に戻りやすいのに対して、年をとって水分量が減って弾力がなくなると圧迫を取り除いても修復しにくくなるからです。

すべての病気と同じように、**早期発見、早期治療**が脊柱管狭窄症では大切です。

軽いしびれなどのちょっとした症状は病気と思われず放置されることがよくありますが、しびれはれっきとした脊髄症状の一つです。特に手にしびれが出た場合は、首の部分で神経の圧迫が起こっている可能性があり、たいへん危険です。

2~3週間以上、しびれや次のような、

- 手足のしびれ、こわばり
- 指先の感覚がおかしい
- ボタンが止めにくい、箸が使いづらい
- ペットボトルが開けにくい

などといった症状が続く場合は、**日常生活に支障がなくても、脊椎専門医を受診する**ことをおすすめします。

脊椎ドックのすすめ

60歳を超えたら脊椎ドックを

高齢化が進む日本では、日常生活において自分でできることが多ければ多いほど、本人にとってはもちろん、家族や周囲の人間の幸せにもつながります。

そのためにも、首の脊柱管狭窄症そして、それをさらに悪化させる後縦靭帯骨化《こうじゅうじんたいこっか》症《しょう》には特に注意が必要です。

しかし、**頚椎にこれらの病気があることを知らずにいる高齢者がたいへん多い**、というのが私の懸念しているところです。

こうした高齢者が転倒した場合、手足の麻痺へとつながることが多く、その結果、寝たきりになってしまうケースがよく見られます。狭窄のない人だったら、ちょっとしたケガで済んだような程度の転倒が、思わぬ命取りになってしまう場合もあるのです。

こうなってしまうと、体を動かせませんから、認知症の発症や進行、また褥瘡《じょくそう》やそれによる感染症などといった二次的な病気も起こり、家族の負担は増大。一家全員が疲労困憊でにっちもさっちもいかなくなってしまうケースもあります。なにより、本人にとってつらい人生の最後になってしまうでしょう。

人生の終盤で、自分も家族も苦しむことのないよう、ぜひ、みなさんに首の脊柱管狭窄症のことをもっと知って気をつけていただきたいのです。

脊柱管狭窄症の原因の一つは加齢によって脊柱管が狭くなることです。60代から患者さんは増えはじめ、70代では10人に1人の割合で発症しています。

60を過ぎたら、症状のない場合でも脊椎ドックを受けておくことをおすすめします。

また、脊椎を酷使するスポーツや職業に従事されてきた人も、脊椎ドックの受診を視野に入れるといいでしょう。重量挙げの選手やお相撲さんなど、背骨への衝撃や負荷の大きな環境に長年いた方たちは、概して脊椎に問題を抱えているものです。

私の脊椎ドックでは、脊柱管に狭窄がないか、神経を圧迫しているところがないかをＭＲＩの画像を撮って診断します。また、日本人、アジア人種にとても多い後縦靭帯骨化症など、脊椎の靭帯が骨になってしまう病気の早期発見にも役立っています。

狭窄が見つかっても、すぐに治療・手術になるわけではない

狭窄や圧迫が見つかった場合、どんな治療を受けたらいいのか、手術が本当に必要なのか、といったことは、病気の種類、症状の程度、患者さんの社会的立場や事情などを考慮して決めなければなりません。

年齢が若く症状が非常に軽くても、いずれ症状が出ることが予想される場合、手術を視野に置いた経過観察が必要になります。狭窄や圧迫があっても症状が出ないまま、

経過観察だけで一生すごせるケースもあります。

家族に脊柱管狭窄症や靭帯骨化症がいる人も

また、日本人を含むアジア人種は首の部分の脊柱管が遺伝的に狭い人が多く、こうした体質の人は、20代から発症するケースがあります。

頚椎後縦靭帯骨化症をはじめ、脊椎の靭帯が骨になる病気もアジア人種に多いのです。

後縦靭帯骨化症は脊柱管の中を通る靭帯が厚く大きな骨になってしまうため、この病気も脊柱管を著しく狭くします。

おぼえておいてほしいのは、**首の脊柱管が狭くなると全身麻痺などの重篤な症状へとつながる可能性がある**ということ。ですから、家族に脊柱管狭窄症や後縦靭帯骨化症の人や、その症状がある人がいるなど、遺伝的に脊柱管が狭い体質であることが考えられる場合は、ドックを受けておいたほうが安心です。

衝撃を伴うスポーツをするなら、中学生でも受診を

ラグビーや柔道などの激しい接触を伴うスポーツ、また自転車競技やバイクなどの転倒時に大きな衝撃が予想される競技や趣味をする場合は、年齢にかかわらず脊椎ドックを受診することをおすすめします。20歳前、中学生でも受診してよいと思います。

ある俳優さんは、自転車競技を題材にしたドラマで体を張ったスタント無しの演技に臨み、撮影中の転倒で脊髄を損傷してしまいました。検査の結果、彼はもともと遺伝的に脊柱管が狭い体質だったことが判明。もし、事前にわかっていたら、そのシーンはプロのスタントマンを立てていたはずです。

現在、その俳優さんは懸命なリハビリをされていると聞きます。彼のように意欲に満ちた有望な人の未来をつぶさないためにも、脊椎ドックの存在が広まればと思います。自分の体の現状を知ることが、病気の予防にもつながるのです。

筋トレやヨガ、健康体操で注意すること

「体にいいこと」で悪化させない

運動は、やり方によってはかえって体に悪いこともたくさんあります。

スポーツジムなどもその一例です。筋力を鍛えるために、器具を使って行う場合など、脊椎への負荷によって症状を悪化させてしまうケースが少なくありません。

もし、スポーツやトレーニングをしていて、しびれや痛みの症状が出たときは、すぐに中止し、まずは脊椎専門医の診断を受けてください。そのうえで、行ってもいい運動や推奨される筋トレなどを確認してから、再開するようにしてください。

トレーナーまかせにしないこと

健康に良いとされる体操やヨガなども同様です。

私も腰痛になったとき、ヨガをやることで治りました。慢性腰痛に関していえば、柔軟性と筋力を上げることが効果的なことは医学的にも証明されています。

一方で、ヨガは頭をつけた逆立ちなど首や脊椎に負担がかかるポーズもたくさんあり、首を痛めたり、腰を痛めたりといった例もたくさん発生しています。特に、がんばり屋の真面目な方ほど、痛めてしまうことが多いようです。

プロのトレーナーでもヨガの指導者でも、医療に関しては専門ではありません。

「腹筋を鍛えれば大丈夫ですよ」

など、さらなるトレーニングによって痛みやしびれの症状が改善されるようなことをいわれても、トレーナーまかせにはせず、必ず脊椎専門医を受診してください。

その上で、問題ないことを確認してから、行うようにしてください。

日常生活にひそむ、思わぬワナ

美容院と歯医者に行くときは…

首の脊柱管狭窄症の人に、ぜひ知っておいてほしいことがあります。

それは「美容院と歯医者に気をつけろ」、ということ。

まったく無関係なこの二つ、美容院と歯科治療の意外な共通項は……、そう、どちらも、「首を反る」ということです。何気なくおこなってしまう**「首を反る」という行為ですが、首の脊柱管狭窄症の人にとっては、ちょっと危険な姿勢**なのです。

美容院では髪を洗うときに、椅子を後ろに倒して仰向けになり、首を反らせる姿勢をとりますね。最近では洗髪のとき「首の病気はないですか」と声をかけてくれる美容師さんもいると聞いたことがあります。すべての人に期待できる対応ではありませんが、勉強熱心な方というのは、どこの業界にもいるのだなと感心してしまいます。

また、首や肩がこるため知人の勧めで整体院に行ったところ、首をひねってボキッと鳴らすような施術をされてしまい、直後から手足がしびれて動かなくなったといって、私のところへ救急で来られた患者さんもいます。

この方の場合は、頚椎に脊柱管狭窄症があることを知らずにいたケースでした。すぐに緊急手術となり手足のマヒは改善しましたが、治療が遅れれば一生マヒしたままになるところでした。首の狭窄がある方は特に、整体やカイロプロラクティックなどの施術を受けるときには注意してもらいたいと思います。

美容院にしろ歯医者にしろ整体にしろ、危険とは縁遠いと思われるような場所でも、注意が必要だということを覚えておいてください。これらは首に関する日常生活での注意点ですが、腰部の脊柱管狭窄症の方が痛みがつらくてたまらないときに、とりあえずの対策として、ラクになる姿勢を紹介しておきます。

今すぐ病院に行けない！というときのための
痛みのがし対策

痛みがひどいときは、私としては一刻も早く病院に行ってもらいたいと思っています。あくまで一時的なものとしてご利用ください

寝たままできる姿勢（1）横向き

①横向きに横になります。
頭や腰の部分にタオルを敷く

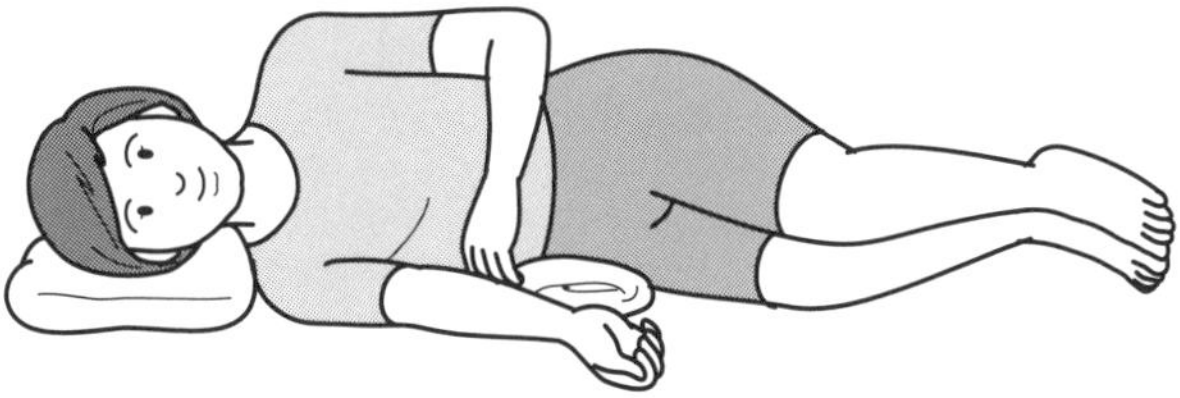

②両ひざを曲げて両手で抱えます。

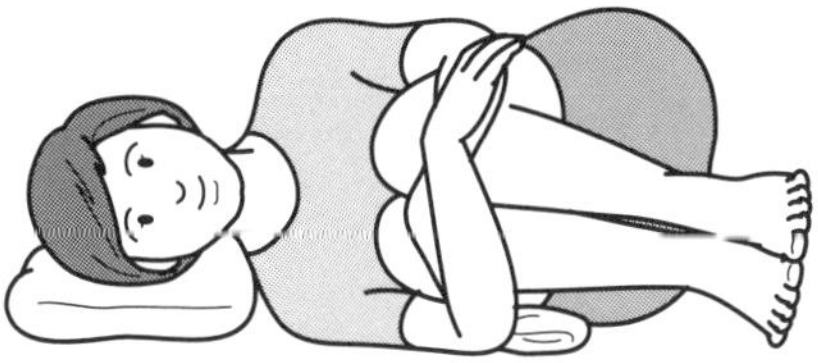

寝たままできる姿勢（2）仰向け

①おしりの下に折った座布団などを置きます。

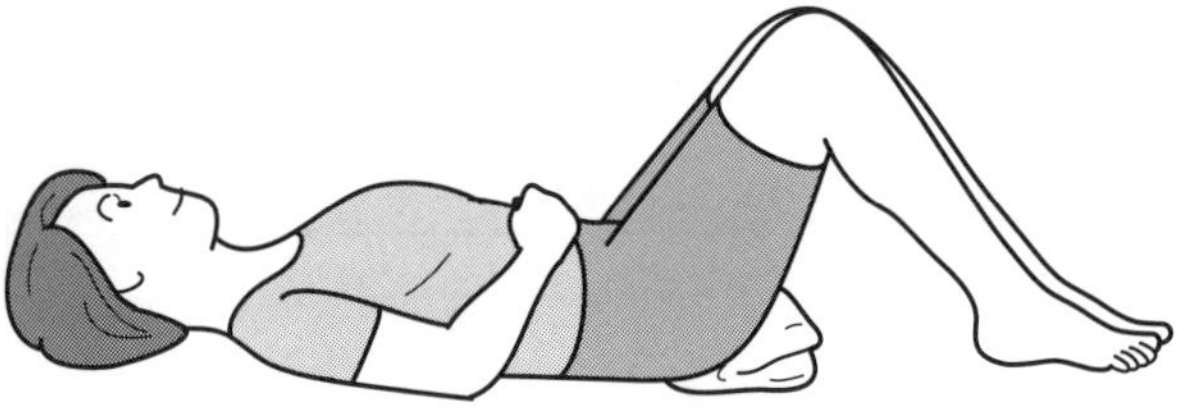

②そのまま両ひざを胸にかかえるように寄せます。

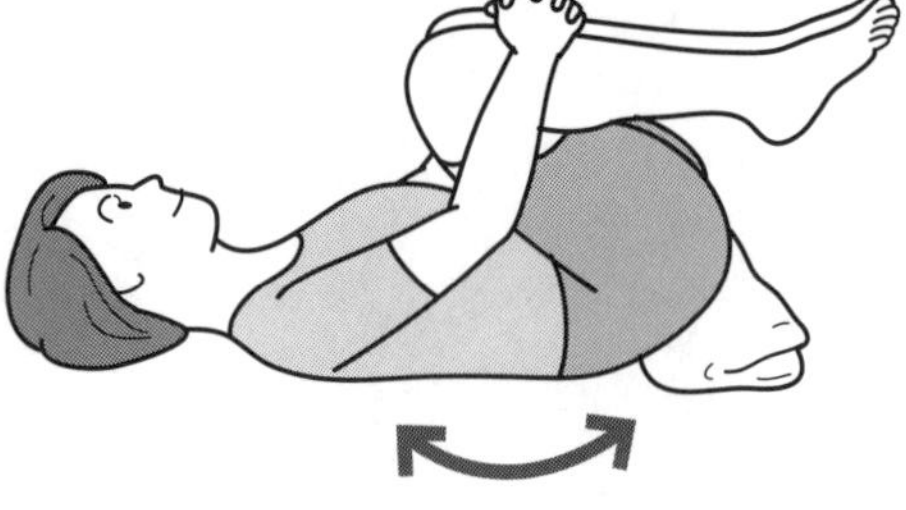

●●● 椅子に座ってできる姿勢 ●●●

①椅子に座って、両足をそろえます

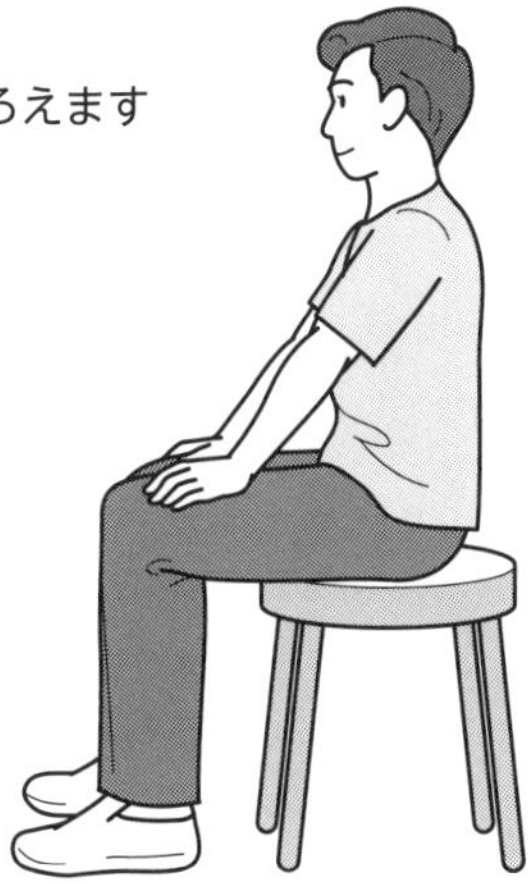

②前かがみになるように、
上半身を曲げていき
ます。

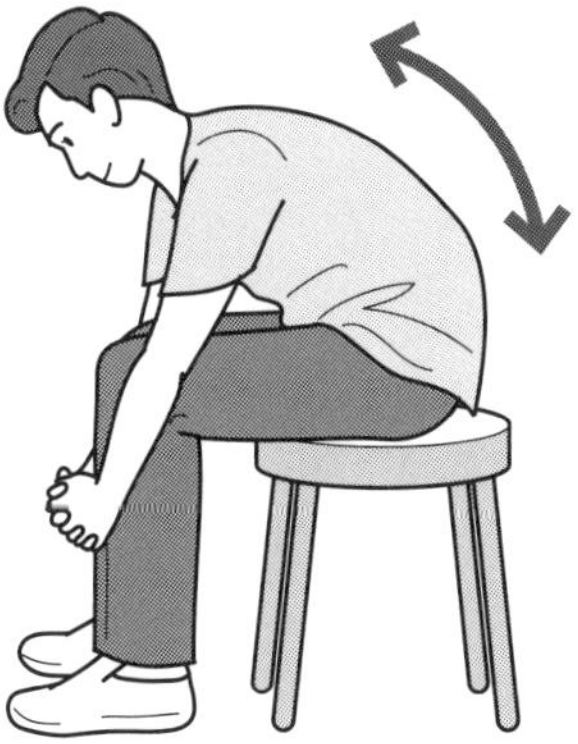

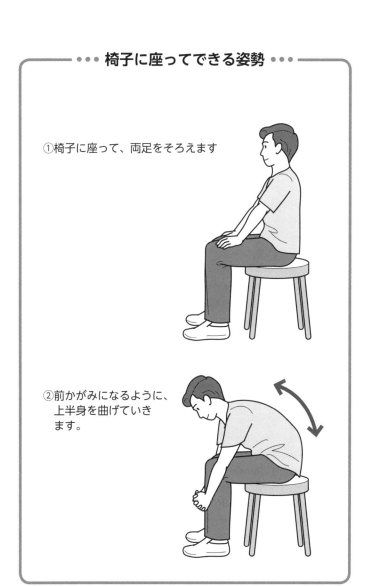

立ったままできる姿勢

①肩幅くらいに足を広げ、手をひざにあてて、少し腰を低くします。
このとき、少し前かがみになるような感じにします。

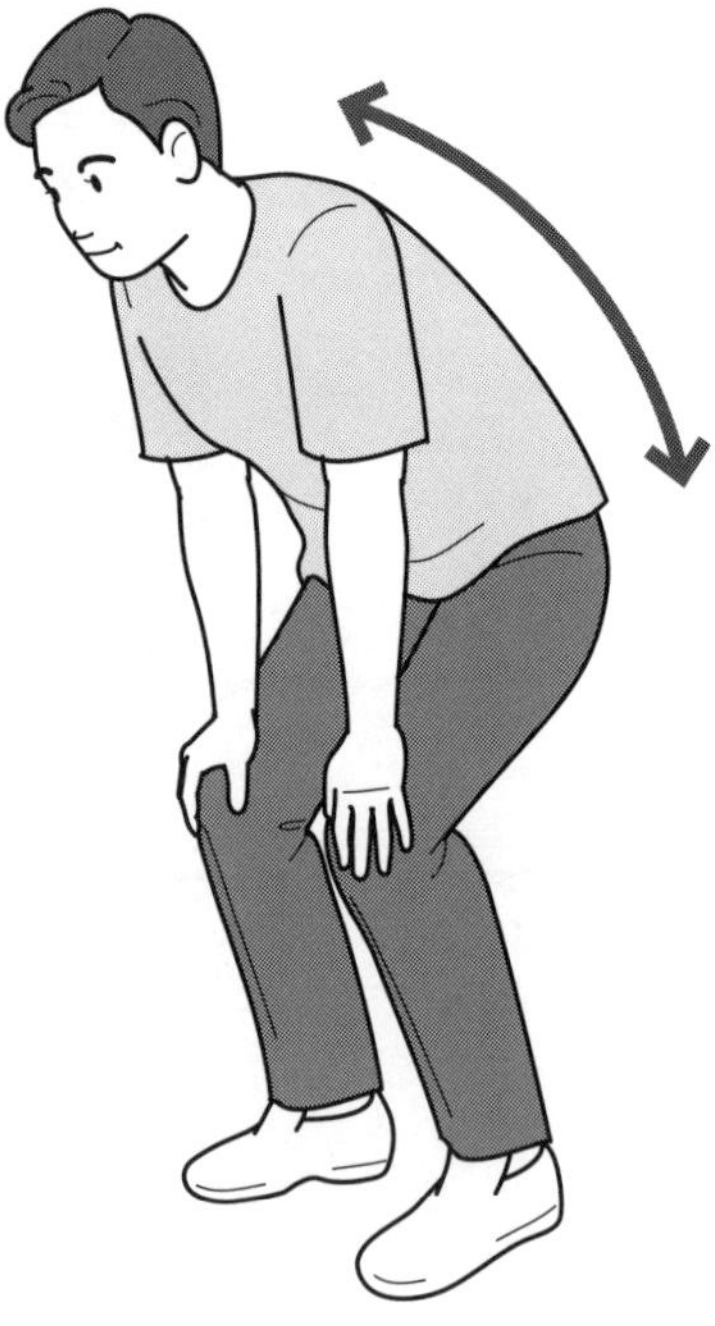

※間欠跛行の症状がある人は、街中などで困ったときに知っておくと便利です。

いい脊椎外科医を選ぶ4つのポイント

ポイント1▼「手術すれば全部よくなる」とは言わない医師

私が考えるいい医師とは、知識と技術があるのはもちろんですが、**患者さんの身になって考えてくれる医師**です。そうした医師に共通することをご紹介しますので、医者選びの参考にしてみてください。

まず、脊柱管狭窄症の診断は、脊椎専門医にしてもらうことが最低限の条件です。

その上でさらに信頼できるのは、手術や治療をするにあたって、「全部よくなりますよ」とは言わない医者です。

長年、治療や手術にあたってきましたが、「とても手際よく上手くいったから症状もだいぶよくなるだろう」という手術でも、思ったような改善がみられないことがまれにあります。また、圧迫をされてきた神経は、圧迫を受けた期間や程度によって回復の度合いもさまざまです。

私は患者さんに、

「症状の改善は雨の日が曇り空になるくらいの程度だと思っていてください」

という言い方をしたこともあります。患者さんへの説明にはそのくらい慎重であるべきだと思います。

ときには手術を受けた患者さんから、

「先生、曇り空どころか青空に変わりました！」

という言葉をいただくこともありますが、それはあくまでも結果です。

医療には未知数の部分や限界があります。それを踏まえて行う治療とそうでない治療とでは、患者さんへの向き合い方、アフターケアへの準備、対応が違ってきます。

別の言い方をすると、**予測できないことが起こる可能性や医療の限界を説明してくれる医師なら、その医師ができる範囲の最善の治療を誠実に行ってくれる**と思っていいでしょう。

ポイント2▼セカンドオピニオンをすすめてくれる医師

医師の説明に納得できないとき、セカンドオピニオンをすすめてくれる医師も信頼できます。

逆にいうと、**セカンドオピニオンを嫌がる医者は、要注意**です。手術を勧められても、別の医師にも診せたほうがいいでしょう。

また、いい医師はいい医師を知っているケースも多いので、予約がいっぱいで自分の手が空かないときなど**他の医師を紹介してくれる**ものです。

「手術が3年待ちだと言われたけれど、人気なら仕方ないのか……」

と待つことはありません。患者さんのことを思うなら、待たせている間に悪化してしまう心配をするはずです。

「あのとき、もっと早く手術をしてあげればもっとよくなったはずなのに……」と後悔することだけは外科医として避けたいと思っています。

いい医師には、いい医師のネットワークもありますから、無駄に患者を待たせる医師にこだわらず、他の医師にあたるべきです。

ポイント3▼本当にいい医師が必ず言うセリフ

親身になって患者さんの状態を診てくれる医師の多くは、診療の際に、

「他に聞きたいことはありませんか?」


と聞いてくれるはずです。それは、患者さんの不安や疑問をすべて聞いたうえで診療することが、良い結果につながることを知っているからです。

人気のお医者さんほど時間に追われていることが多いのも事実ですから、そんななかでこの一言が聞けたとしたら、きちんと患者さんと向き合ってくれる医師だと信頼

していいでしょう。

ポイント4▼患者さんに医師が多い医師

いい医師は、患者さんにも医師が多いものです。医療の知識があるプロが認めて身をまかせるわけですから、当たり前と言えば当たり前ですね。私だって、手術や治療をお願いするとしたら、よくよく調べて腕のいいお医者さんにお願いしますから。

手前みそで恐縮ですが、私のところにも医師の方がよく診察を受けに来られます。内科、外科、整形外科、小児科の先生、中には神経内科の先生などさまざまですが、専門は違っても医学の知識がある方が見れば、私のやっている方法の利点を理解していただけるのでしょう。

外国から手術をしてほしいと言って来日された整形外科医もいます。

現地でも手術できるだろうに、どうしてわざわざ日本まできたのかと尋ねたところ、こんな答えが返ってきました。

「自国の脊椎外科医に首の手術をお願いしたら、筋肉を骨から広く切断するので背骨がぐらぐらになり、それを補強するために金属を入れて固定する必要がある、と言われました。自分の手術には本当に金具が必要か調べたところ、筋肉を大事にする白石法なら金具で補強する必要がないとわかり、安心してお願いできると思ったんです」

海外の医師からも信頼され、よりいっそうこの方法を広めたいと思った一件でした。

医療の世界もいまやグローバル。よい医療には世界中から医師や患者さんからのアクセスがあり、治療だけでなく研究の交流もあり、知識や技術がいっそう研鑽されるものです。特に脊椎外科などの専門分野では、世界的な規模で臨床の研究も進んでいます。国内の医学会での論文などの受賞歴だけでなく、欧米など**海外の学会での受賞歴、講演などの活動、医療指導歴などの有無などからも、医師のレベルは推しはかれると思います。**

いい医師を見抜く魔法の質問

医師の真意を計る質問とは

医師に手術（治療）を勧められたとき、その説明がよくわからなかったり、不安を感じたりしたら、こう聞いてみてください。

「先生ご自身や、ご家族が私と同じ状態だったら、この手術（治療）を受けますか？」

そこで医師が迷うことなく自信をもって、「もちろん」と答えられるようでしたら、それはその医師ができる最善の治療だと思っていいでしょう。

もし、言いよどんだり、言葉を濁したりするようでしたら、もしかしたら、その手術や治療を医師自身はされたいと思っていない可能性があります。

私の手術を受けに来られたある国の患者さんから聞いた話ですが、脊椎外科医が自分では絶対に受けたくない金具を入れる手術を、その金具を入れると自分が儲かるからという理由で患者さんに施していたそうです。

日本ではそこまでひどいことはないと信じたいですが、医療を〝生計を立てるための手段〟としかみていない医師だと、自分や身内の者には避けるような治療を、患者さんには平然と（あるいはしぶしぶとでも）行うことがあるようです。

そんな例もありますから、この質問は、医師の真意と良心を計る一助になると思います。

手術をする前に確認したい５つのチェック

ここまで、お読みいただいた読者なら、どんな手術が危険かはもうお分かりのことと思いますが、大事なことなのでまとめておきます。

次の５つのことは、必ず医師に確認してください。

- □ 筋肉を傷つけない手術か？
  ➡ 92 ページに詳細解説
- □ 金属を入れるのか、入れるならなんのためか？
  ➡ 102 ページに詳細解説
- □ 内視鏡を使うのか？（内視鏡でなければできない手術なのか、顕微鏡と比べて、安全性、確実性、手術時間などの点で有利なのか）
  ➡ 105 ページに詳細解説
- □ 医師は納得いくまで話をしてくれるか？
  ➡ 82、188 ページに詳細解説
- □ アフターケアをしてくれるか
  ➡ 115 ページに詳細解説

＊くわしい内容を確認されたい場合は、参照ページをお読みください。

保険診療と自由診療について、僕が思うこと

保険診療の崩壊の危機

日本で病院にかかるときは、保険診療が一般的です。患者さんが負担する医療費は3割（国民健康保険の場合）、残りの7割は税金で支払われます。

安価で質の良い治療を受けられる保険診療は、日本が世界に誇るシステムです。

そのすばらしい保険診療が危機にさらされていることをご存じでしょうか。

たとえば、ヒルドイドという保湿剤があります。医薬品としてアトピーの方やがん

で放射線治療を受けた方に処方されるものです。

ところが、一部の女性誌やインターネット上のサイトなどで「究極のアンチエイジングクリーム」として紹介されたため、「乾燥肌」などといって皮膚科を受診する女性が殺到、その結果、ヒルドイドを保険の適用から外す、または処方量に制限を設ける可能性まで出てきて社会問題化しました。

保険から外れてしまったら、本当に必要な人がこれまで以上に出費がかさんで苦しむことになります。アトピーの患者さんなど、季節によっては一日何本もヒルドイドのローションが必要なので、とても心配したそうです。

厚生省はそうした患者さんに配慮して、ひとまず規制は見送りましたが、医療費が国の財政を圧迫しているなか、今後の状況次第でどうなるかはわかりません。

ヒルドイドは、いくつもある事例の一つ。私も日々、医療現場で保険診療のアンフェアさについて感じています。

保険診療は、保険が適用される範囲が決められているため、患者さん一人ひとりに対してのきめ細やかさがどうしても行き届かなくなってしまう部分もあります。外来で長時間待たされた挙句に3分診療……などと揶揄《やゆ》されることがあるのも、その弊害のひとつでしょう。

また、私の外来を予約される患者さんの中には、予約日直前にキャンセルされる、いわゆるドタキャンをする方が少なからずいます。

それぞれご事情はあるのでしょうが、中には「どうせ保険だし」「キャンセル料もかからないからとりあえず予約だけしておこう」といった、軽い気持ちでされる方もいるのが実際のところでしょう。

私の手術を希望される患者さんは、日本中はもちろん、海外からも訪れます。たくさんの患者さんが待っているので、ときには何か月も待っていただくことになる方もいます。ですから、キャンセルが続いたときなどは、

「もっと早く手術をしてあげられた患者さんたちがいたのに……」

とやるせない気持ちになります。

本当に必要な人に、必要な医療が迅速に届かない。

残念ながら、これが保険診療の一側面です。

自由診療という選択肢

現在、私は大学病院や市中の総合病院で脊椎手術の指導を行ったり、自らも手術の執刀をする傍ら、自由診療のクリニックを営んでいます。

このクリニックでは、一人ひとり患者さんにとことん向き合い、手術前のカウンセリングからじっくり時間をかけて行い、手術もほぼすべてを私が担当します。

「本当に私の手術を必要とされる患者さんに、責任をもって向き合いたい」

そんな想いから立ち上げたクリニックです。

すべての診療が自由診療になる必要もないし、脊柱管狭窄症の治療が自由診療のほうが好ましい、というわけではありません。実際、私が顧問を務める東京歯科大学市川総合病院には、優秀な白石法の手術チームがあり、そこで白石法の手術を受けることが可能です。

ただ自由診療という選択肢もあることで、患者さんにも医師にも適正な対応がなされるという事実も覚えておいていただきたいのです。

もし、患者さんの中に保険診療より治療費がかかったとしても、

- 待ち時間なく診察を受けたい
- コンサルティングや診療の時間を納得いくまでとってほしい
- あなたが希望する医師に、はじめから終わりまで手術を執刀してほしい
- アフターケアや術後検診でも同様の対応をしてほしい

などのご要望がある場合は、自由診療という選択肢もあることをお伝えしておきます。

6章

脊椎の病気の患者さんを一人でも救うために

患者さんの人生を応援する治療を

「こんなに手の込んだ難しい手術、どうやって開発できたんですか？」

私の手術を勉強しに訪れた医師や、取材に来られたマスコミの方に驚いて聞かれることがよくあります。

筋肉を骨から切り離さずに行う白石法の手術を行うようになった経緯については、すでにお話した通りです。自分が診ていた頚部の患者さんに、従来法の手術後、頑固な首や肩、深刻な背中痛みを訴える人、首の姿勢が前に傾いたり、首の動きがなくなって生活や仕事に不自由を感じる人などが少なくなかったこと、そして、そんな患者さんたちを外来で見ているのがつらくてたまらなくなったことが、全ての始まりでした。そして、ある日「筋肉と筋肉の間には隙間があり、この隙間を広げれば筋肉を骨から切り離さずに手術ができるかもしれない」とひらめいたのです。

脊椎以外の整形外科の手術では当たり前のようにされていましたが、脊椎、特に頚椎の後側の手術としては歴史上、初めての手法だったこともあり、発想や技術面において日本だけでなく世界中の医学会から多くの注目を集めました。

確かに新しい手術法を思いつき、それを患者さんに実践するまでには、頭の中で何度も試行錯誤を繰り返し、たくさんの時間がかかりました。

けれど、私にとって「大変だから」「難しいから」というのは、やらない理由、できない理由にはなりません。そこに可能性があるならやる。それだけです。

そんなふうに私を突き動かすのは、

「患者さんの人生を応援するような治療がしたい」

この、胸の奥から我知らぬうちに湧き上がってくる熱い思いです。こうした衝動はどこからくるのだろうと振り返ってみると、思い当たることがいくつかありましたので、外科医・白石建を知っていただく材料として少しお話してみようと思います。

紙一重で生かされた命

一九五四年、私が四歳のときのことです。当時、私たち家族は北海道に住んでいましたが、父の仕事の関係で東京へと引っ越すことになりました。青函トンネルなどまだありませんから、本州へは青森と函館を結ぶ青函連絡船で渡ります。

父と母と私、そして生まれたばかりの妹の家族四人で函館へ向かう汽車で向かっていたのですが、札幌駅に着いたとき、父が、

「よし、ここで下りて定山渓《じょうざんけい》温泉に行くぞ!」

と、突然言い出したのです。

混み合う汽車の窓から荷物をホームに放り出すようにして下ろし、ベルが鳴り響くなか大慌てで降りました。

東京までの汽車や船の切符はすべて通しで買っていましたから、それが無駄になってしまうわけです。母は妹を背負っての長旅で疲れていたので、びっくりするやら迷

惑やらで嫌がったようですが、父は「行くぞ！」と言って聞きません。

なぜ定山渓温泉かというと、父の旧知の友人がそこで旅館をやっていて、「いいところだから、ぜひ一度来てください」とずっと誘われていたのです。

札幌から定山渓温泉は足を延ばせばすぐそこです。東京へ行ったらこの先なかなか訪れることもできなかろう、それに会社の都合であちこち動くのだから、一日二日到着が遅れるくらいかまわないだろう。父はそんな気持ちだったそうです。結局、家族で定山渓温泉の旅館へ行き、そこで一泊しました。

その翌朝、旅館の仲居さんが、「お客さん、たいへんです！」といって部屋に飛び込んできました。

私たちが乗る予定だった青函連絡船・洞爺丸《とうやまる》が台風による海難事故で沈没したというのです。

「遭難した人の遺体が次々と青森側の岸に流れ着いているようです」

それを聞いて、父も母も血の気が引きました。

もし、札幌駅で父が定山渓温泉に行くと言わなかったら……。

嫌がる母の意を汲んで、そのまま家族で船に乗っていたら……。

私たち家族は紙一重で助かったわけです。

この事故の死者行方不明者は一一五五名、日本海難事故最大の惨事と言われる「洞爺丸沈没事故」です。東京の本社や親戚の人たちはみな私たちが洞爺丸に乗っているものと思っていたので一家全滅とあきらめていたそうです。

青函連絡船に乗って本州に渡った後、寝台列車で東京へ向かったのですが、その通路にはおびただしい数の棺桶が横たわっていました。幼い私は人の死の意味も分からず、無邪気にそこを走り回っていたといいます。

脊椎外科医としての使命感の源

「一度死んで拾われた命なんだよ」

父と母から、当時のことをそういってよく聞かされました。

幼いころや若いころは、そういわれたところで、そんなものかな、と思うくらいでした。けれど、医師を志し人の生き死に関わる仕事をするなかで、何か大きな存在に生かされていることを強く感じることがあります。

患者さんからの訴えを聞いて手術のインスピレーションを得たときもそうでした。

「ああ、僕は生かされたんだな、僕のやるべき仕事があるんだな」と。

病気が容赦なく人びとの生活や寿命を変えてしまうのを目の当たりにするたび、

「どうやったら目の前の患者さんを救えるだろう」

「私にできることが何かあるはずだ」

そんな気持ちになります。

洞爺丸で失われた一一五五人の人生を思うほどに、生かされた私の使命を全うしようとはげまされるのです。

教科書通りの治療が正しいとは限らない

医師として働きはじめた当初は、とにかくあらゆる知識や経験を吸収することに無我夢中でした。医学書や解剖書、治療や手術のための教科書はもちろんのこと、医療現場でありとあらゆる見聞を広め、実地で研修を重ねる日々でした。

これはその頃、ある先輩医師に言われたことです。

先輩は紙の上に小さな円を一つ描いて、こんなことを説明してくれました。

「この小さな円が人の知の大きさ、それ以外が未知の領域だ。人は知の円周の部分でしか未知の領域を感じることができない。学習や経験によって知が増えて円が大きくなれば、未知の世界に接する円周も広がる。すると、己の知らない領域も同時に広がっていることを感じることになる。結局、知れば知るほど、いかに自分が知らないことが多いかを思い知らされるんだ」

これを聞いたとき、「なるほど」と腑に落ちたので印象に残っています。今では私の思考の核になっているといえるほどです。

知識や経験が増えれば増えるほど、自分が知らないことの大きさを実感して謙虚になれる。知っていることが増えれば、知らないことの多さ、己の小ささに気づける。そして、謙虚になれるからこそ、もっと知ろう、もっと知ってやろうと貪欲になれるんです。この謙虚さこそ、人を新たな発見や発明へと駆り立てる原動力になっているのだと思うのです。

手術書にないからといってできないわけじゃない。
誰もやっていないことが、誰にもできないわけじゃない。
誰もやっていないことは、自分もやらないという理由にはならない。
誰もやっていないことだからこそ、やる理由にはなる。
できない、と決めるのは、可能性を諦めた人のやること。
そこに1パーセントでも可能性があるなら、取り組む価値がある。
白石法の手術はこうして生まれました。

「スキップの白石」が国際学会で有名になるまで

画期的な手術法として現在では医師や患者さんたちから注目される白石法ですが、

はじめから周囲に称賛されて受け入れられたわけではありません。

誰もやっていないこと、言い換えれば人が思いつかないような独創的な方法というのは、すぐには理解されにくい方法でもあるのです。

白石法の術式の中に、「スキップラミネクトミー」という方法があるのですが、これを学会で発表した当初は、聴衆のすべてが脊椎の専門医であったにもかかわらず、よく理解してもらえなかったものです。

この方法は白石法の術式のなかで私が最初に思いついたものです。上下につながる背骨のなかで圧迫されている脊柱管を連続的に広げるのではなく、途中の背骨を一つあるいは二つ残して飛び飛びに広げることから、名前にスキップという言葉を入れたのです。

それまでの脊椎外科の歴史では、頚椎の後方除圧術は上下につながっている背骨を連続して削ることで脊柱管を広げる方法しかありませんでしたし、そうしなければならないと考えられてきました。一つおきに広げるなど、だれもやってこなかったし、考えもしなかったのです。

また、今では脊椎外科には必要不可欠となっている手術用顕微鏡も、当時の脊椎手術ではそれを使う外科医は少数でした。ですから、顕微鏡を使わなければできない私の手術は技術的な面からも採用されにくく、それゆえ理解を深める機会も少なかったようです。

学会発表で何とかこの方法を理解してもらおうと、私は手術の様子を紹介するために、当時はまだ不便だったソフトで途方もない時間をかけて動画を編集したり、わかりやすく図解するために得意ではないイラストを描いては後輩達に見せ、意見をもらいながら何度も描き直したり、という根気のいる作業を続けました。

さらに説得力を持って理解してもらうために、スキップラミネクトミーの効果をくわしく分析しました。脊髄の圧迫には無関係の背骨があるときは、その背骨は無傷で残し、脊髄を圧迫している背骨だけを削ることで、脊髄は前側の圧迫から十分に逃がれられることを科学的に証明してみせたのです。

この術式が認められるようになった今では、世界中の脊椎外科の先生方から、「目からうろこ」「考えてみれば当たりまえ、コロンブスの卵だね」「なんで今まで誰も思いつかなかったんだろう」といったコメントをいただいています。
「選択的椎弓形成術」、あるいは「選択的非連続的椎弓切除術」などという言葉も、今でこそ日本の脊椎外科の現場で定着してきましたが、「当たりまえ」になるまでには、周囲への働きかけを惜しまなかった、努力の時代を通ってきているのです。

スキップラミネクトミーの独創性や話題性が自分の想像よりも大きかったことを実感したのは、国際学会の現場でした。その頃の私は全くの無名でしたから、私の顔を知っている外国人などはもちろんいません。けれど、この方法が周知されるようになった頃の国際学会では、全員懇親会やパーティーの席上などで、あちこちのテーブルから、「スキップラミネクトミー」という言葉が聞こえてきて、うれしいやら照れくさいやら。「スキップ」というフレーズが、人の記憶に残りやすいということもあったのでしょう。

ヨーロッパの脊椎外科学会に参加し、聴衆の一人として質問したときは、広い会場の後ろの席にいた私が、「私はスキップという方法で首の手術をしている日本から来た白石という者ですが」と前置きをして質問に立ったところ、小さなざわめきとともに前にいた参加者がいっせいに振り返り、中にはカメラのフラッシュをたいて私の写真を撮る人もいてびっくりしました。

どれも努力が報われたことを実感できる大切な思い出です。

世界で求められる「お金がかからない手術」

筋肉を傷つけない白石法の手術を開発して以来、日本だけでなく海外から来られた患者さんも含め、たくさんの方の手術を執刀しました。それだけでなく、手術法をぜひおしえてほしいという医師からの要請で講演や手術の指導のため、アメリカ、ヨーロッパ、アジアなど世界中へ招かれるようになったのです。

白石法の手術は、人種を問わず行うことができますが、中でも当時のベトナムでは、「お金がかからない手術」として、その効果が最大限に発揮されました。

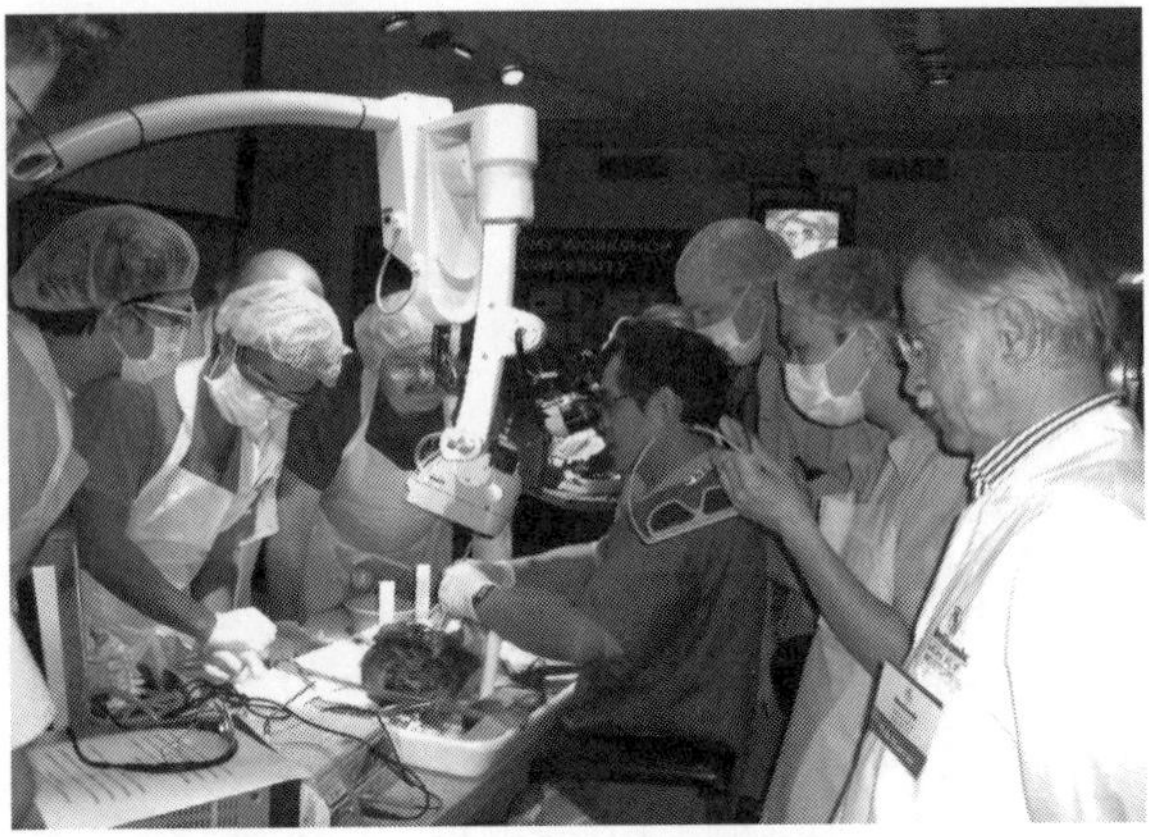

セントルイス大学で開催された国際頚椎学会の研修会にて。
世界各国の脊椎専門医のみならず研修会の講師たちに囲まれて、新しい手術法を指南中の著者。

事のきっかけは、ベトナムの脊椎外科のリーダーと学会で知り合ったことです。

彼は、臨床にも後進の教育にも大変熱心な医師ですが、それだけでなく、貧しい人々が治療を受けられないという現状をなんとかしたいと奔走する、正義感あふれる医師です。

これまでも、慈善団体に協力してもらい、アメリカや日本の優秀な医師を招へいして、ベトナムの若い医師に研修を行うプログラムを立ち上げるなど、ベトナムの医療の向上に尽力してきました。

彼に請われて、私もそのプログラムに参加し、ベトナムで77歳の方の手術したところ、これはベトナムの貧しい人たちを救える素晴らしい手術だ、と感動されたんです。

それまで彼が行っていたプログラムでは、アメリカなどから医師を派遣してもらうだけでなく、高価な医療器械や手術に使う金具などをその医療機器の会社から寄付してもらって行っていたそうです。

会社は宣伝になるので寄付をしてくれますが、その手術をするにはその機器が必要になるから高価にならざるを得ない。

ところが、白石法の手術法はそうした高価な機械や医療用の金具は必要ない。

ぜひ、その手術を若い医師に勉強させるために行かせたい、というので、日本に来れば教えますよ、といいました。

●●●●● 医療奉仕活動でホーチミン市の名誉市民に

ところが、研修に行かせたいのだが予算がない……と困っていたので、一人くらいならこちらで面倒みましょうと請け合いました。格安航空券を使ったり大学病院の留学生向けの施設を利用させてもらったりすれば、私のポケットマネーでもなんとかできるだろうと思ったんです。

その話をたまたま行ったゴルフコンペで会った方に雑談でしたところ、その相手が、

「そういうことなら、その費用はうちで出しましょう」

という流れになったのには驚きました。

その方は、私が手術をした患者さんの一人なのですが、チャリティー活動をされていて、これまではそこで集めたお金の一部を国境なき医師団に寄付していたそうです。ところが、その当時、いろいろな事情から国境なき医師団は500万円以下のお金を受け取らなくなってしまった。

「そんなわけで、ちょうど100万円ほどありますから、医療で遅れをとっている国の医師を育成するためなら、ぜひ使ってください」と。

何か大きな力に引き合わせてもらったような不思議な縁を感じました。

このご縁から、ベトナムから医師を招いて指導したり、私が行って手術の指導をしたりといった交流が生まれました。

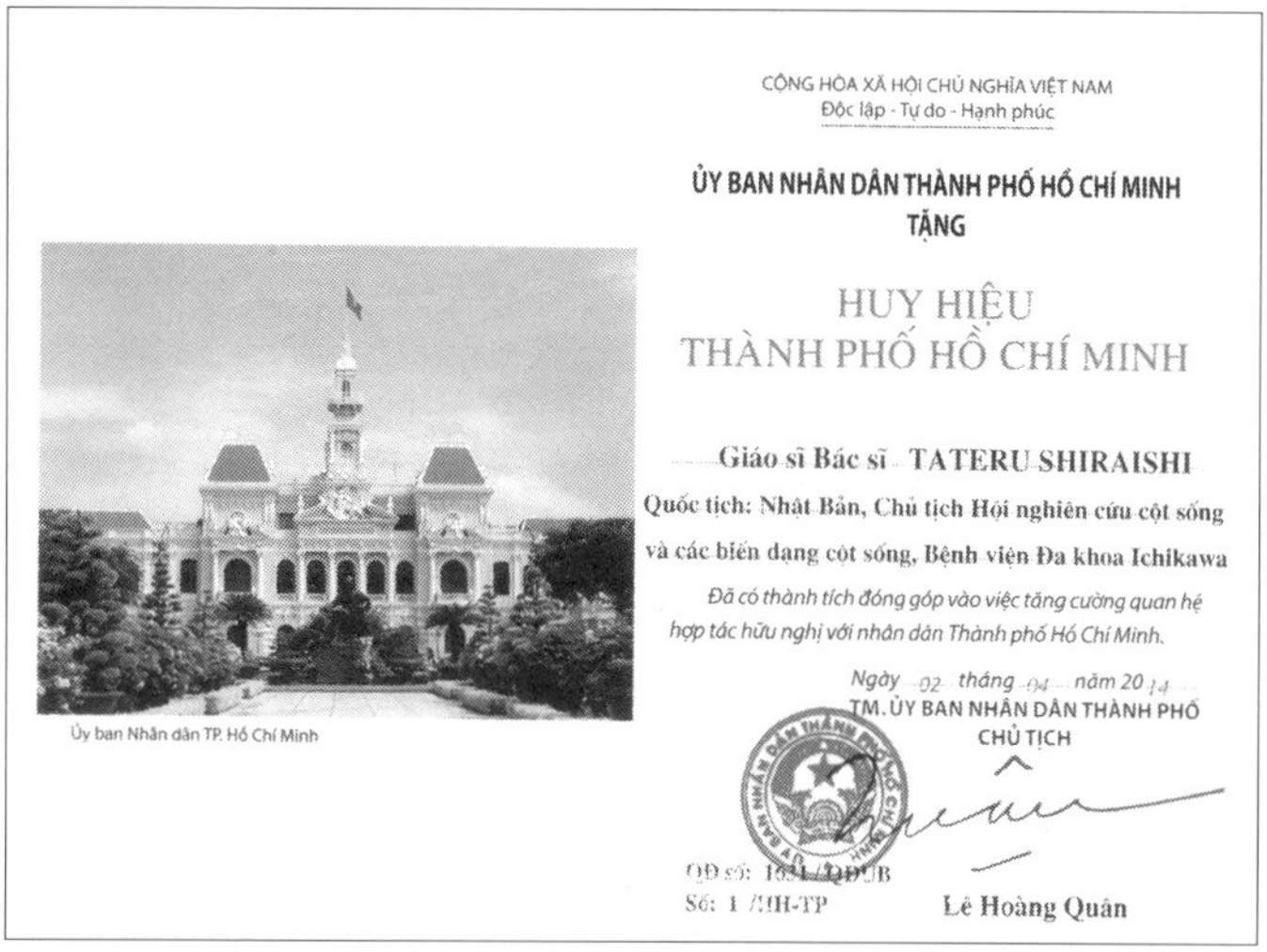

CỘNG HÒA XÃ HỘI CHỦ NGHĨA VIỆT NAM
Độc lập - Tự do - Hạnh phúc

ỦY BAN NHÂN DÂN THÀNH PHỐ HỒ CHÍ MINH
TẶNG

HUY HIỆU
THÀNH PHỐ HỒ CHÍ MINH

Giáo sĩ Bác sĩ TATERU SHIRAISHI
Quốc tịch: Nhật Bản, Chủ tịch Hội nghiên cứu cột sống và các biến dạng cột sống, Bệnh viện Đa khoa Ichikawa
Đã có thành tích đóng góp vào việc tăng cường quan hệ hợp tác hữu nghị với nhân dân Thành phố Hồ Chí Minh.

Ngày 02 tháng 04 năm 2014
TM. ỦY BAN NHÂN DÂN THÀNH PHỐ
CHỦ TỊCH

QĐ số: 1631/QĐUB
Số: 1 /HH-TP

Lê Hoàng Quân

Ủy ban Nhân dân TP. Hồ Chí Minh

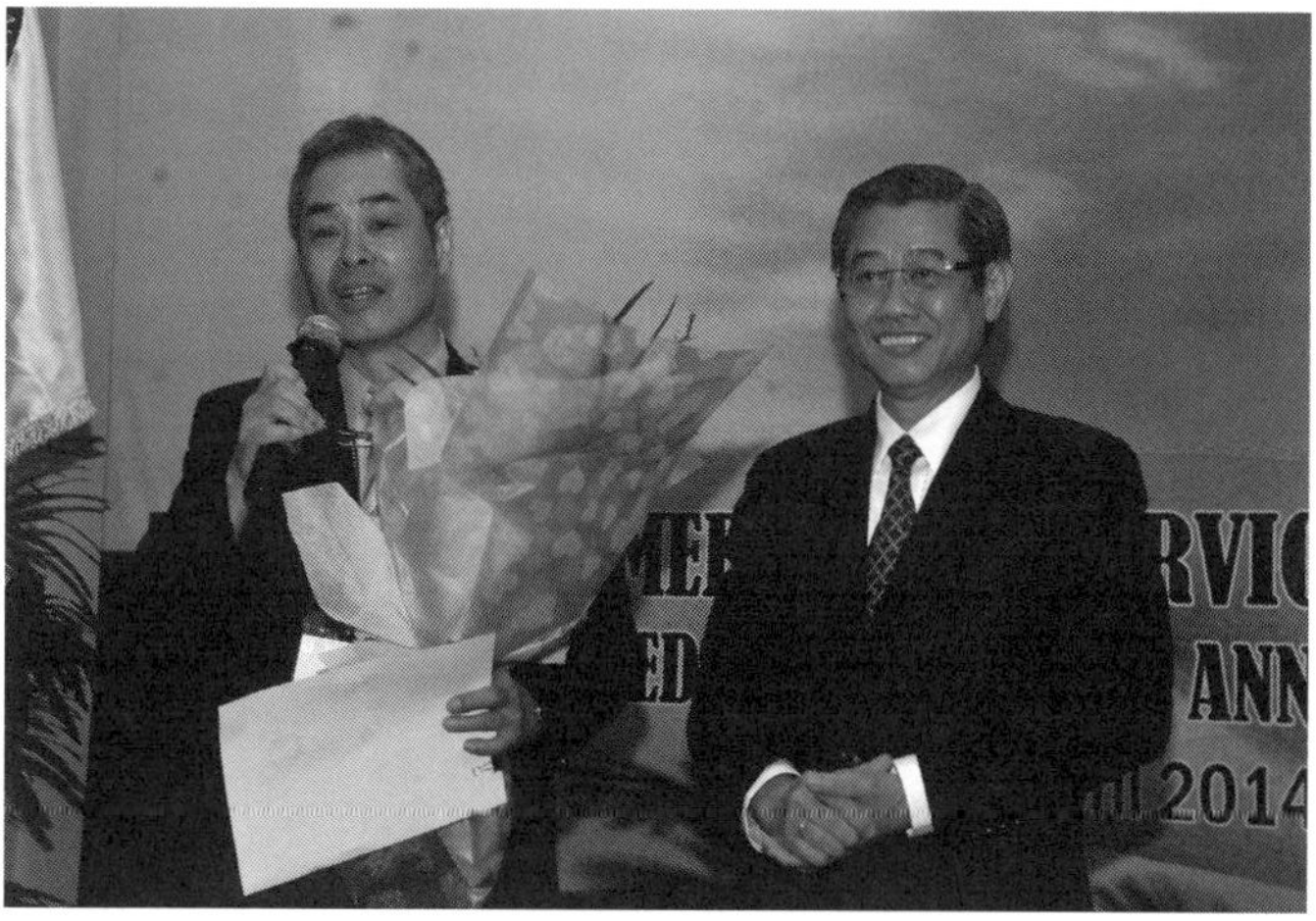

2014年にホーチミン市の名誉市民に。副市長と並んで

7年以上にわたるベトナムでの医療奉仕活動と若手医師の教育が評価され、2014年にホーチミン市の名誉市民に認定されました。

これは、私だけにいただだいたものではなく、寄付してくれたチャリティー活動団体のみなさん、一緒に活動してくれた後輩医師、病院のスタッフ、みんながもらったものだと思っています。

二〇一六年もボランティアでベトナムに行き、首の脊髄腫瘍を持つ43歳の男性患者の手術をしました。その方は翌日から起き上がり、2日目からは院内を歩き回っていたので、その回復ぶりが話題になり、地元のメディアで取り上げられました。白石法の手術を知ってもらい、一人でも多くの患者さんの助けとなるなら嬉しいかぎりです。

国際頚椎学会で最優秀演題賞受賞、国際的な活動に力を

体の負担が少ない白石法の手術で、一人でも多くの患者さんを救いたい。そのためにできることは、なんでもやるつもりです。

ですから、手術の存在を知ってもらうために、日本国内に限らず世界中の学会に参加し、論文発表や講演、また学会の運営にも携わっています。

二〇一五年には、国際頚椎外科学会のアジア太平洋地域の学会長としての活動もしました。アメリカ、ヨーロッパ、アジアと3つに大きく分かれて互いに交流するものです。

医学の世界も日々進歩していますから、互いに交流して情報交換しながら医療技術を高め合う必要があります。

ありがたいことに、白石法の手術は、医学界では国際的にも評価をいただくことができ、国際頚椎学会で最優秀演題賞に三度も選ばれる栄誉に恵まれました。

日本国内でも日本脊椎脊髄病学会の最優秀論文賞をいただき、また、白石法の手術を腰に当てはめて行った手術の論文など、私が論文指導をして後輩たちが受賞したものもいくつかあります。これは自分のことよりも嬉しかったですね。

こうして白石法が後輩たちにも受け継がれ、磨かれていくことを願ってやみません。

若く有望な医師たちとともに

現在、私を支えてくれているのは、東京歯科大学市川総合病院の脊椎外科チームです。私は個人のクリニックで患者さんを診る一方で、ここで顧問として手術の指導をしながら後進の医師の育成に努めています。

白石法は筋肉を傷つけず、金属などを入れる必要のない優れた手術ですが、一朝一夕には身につけられない熟練した技術を必要とします。

医者ならだれでもできる手術ではない、というのが白石法の唯一の欠点といえるかもしれません。

けれど、白石法の手術を求めて次々来られる患者さんの手術を私一人ではとてもこなせません。ですから、一人でも多くの患者さんを救うために、一人でも多くの医師にこの技術が受け継がれるよう願いながら指導をしています。

幸い、私とともにチームを組んでいる医師たちは、意欲に満ちた優秀な人材ばかり。医師の関係はまずは師弟としてはじまりますが、技術を習得していくうちにお互いに学び合い、成長し合えるありがたい存在です。

私も人間ですから、足りないところがたくさんあります。一人では出てこないアイディアも意見を交換し合い、切磋琢磨できる仲間がいてこそ、技術もさらに磨かれます。白石法も私自身も日々進歩していきますが、それはこうした仲間がいてこそなのです。

こうした仲間は県外にも（「白石法を取り入れた手術を行う病院・医師リスト」168ページ参照）国外にもいます。私の手術方法の利点を当初から理解してくれ、今でも実践している仲間たちです。

医師は鈍くさいほうがいい

医師としてやりがいを感じ、現場の仲間や数々の出会い、縁に恵まれてきた私ですが、医者として自戒していることがあります。

それは、

「面倒くさい、という気持ちが起こったときは要注意だ」

ということ。

時間に追われているとき、準備や手間が思ったよりかかるとき、ふと心にこの気持ちがよぎると、それが致命的な事態につながることがあります。

何かを端折《はしょ》ろうとするときが、いちばん危ないのです。


医者も人間ですから、「魔がさす」という瞬間がないとは言えません。でも、私たち医者の仕事は、ささいなことが生死に直結します。取り返しがつかない事態になりかねないのです。これは医療の現場にいる者にとって、絶対にあってはいけないことです。

ですから、面倒くさいな、という気持ちが起こったとき、私は、いったん自分にブレーキをかけて立ち止まります。鈍くさく、泥くさくあれと自分に言い聞かせます。

これはリスク回避です。

医者がスマートでかっこいい必要はありません。

鈍くさいほど医者はいい。愚直に医療と人間と、生死と向き合っていればいい。私はそう思います。

昨日より今日、今日より明日、一刀入魂の精神で

これまで私が執刀にたずさわった患者さんは5千人以上になりますが、誤解を招く言い方だったら申し訳ないのですが、実をいうと一度も満足したこと、100%完璧だと思ったことはありません。

もちろん、手術をしているそのときは全力で最善を尽くしますし、終わったときは、毎回、無事終えられたことにほっとします。

けれど、すぐに、もっといい方法、もっといい何かがあるのではないか、と自問する声が私の中から湧き上がってくるのです。

もっとシンプルなやり方があるのではないか。
もっと時間も短縮できる方法があるのではないか。
もっと安全な方法があるのではないか——。

全身全霊で臨めば臨むほど、不完全である自分に気づきます。

さらに磨きをかけたい、という飽くなき欲求に駆り立てられるのです。

「名医」とか「神の手」と言われて満足しているような医者にはなりたくない、なってはいけないと思うのです。

医者として忘れてはいけないのは、一例一例に魂から取り組んだか、一人ひとりの患者さんにどういう気持ちで向き合ったか、ですよ。どこまでいっても満足してはいけないんです。

だからこそ、今の自分にとどまることなく、昨日より今日、今日より明日……という意識で、永遠に進化し続けていきたいと思うのです。

日本を代表する絵師の葛飾北斎は、70歳までに描いた絵は取るに足らないものだといい、その後もさらに自身の絵の成長に努め、90歳で息を引き取る直前、

「天我をして五年の命を保たしめば、真正の画工となるを得べし」

といったそうです。

90歳にして、天があと5年命をくれるなら、本物の画工になれたのに……といった北斎。さらなる技巧の向上を信じる北斎の気持ちが、私には痛いほどよくわかります。

この本を書いている私は、現在67歳。

私も人生の終わりまで医師として研鑽を重ね、一刀入魂の精神で患者さんと向き合っていきたいと願っています。

おわりに――

今回このような啓蒙書を上梓するにあたり、改めて気づかされたことがあります。

私はこれまで学会でもなるべく専門用語を避け、平易な言葉で自分の考えを伝えようと努力してきたつもりでした。真実とは、シンプルに語られなければならないという思いがあったからです。けれども専門家の間には自明の理というか、学術的な前提というものがまだありました。一般の方々に伝えるためには、さらに高いハードルがあって、伝えることの本当の困難さを思い知らされたのです。

この本ができるまで、多くの人に助けられました。なかでも私の脈絡のない話を筋道の通る話としてまとめ上げてくださった中山圭子さんには大変お世話になりました。また、出版の道を開いてくれた早川愛さん。専門的に正しい表現かどうか細かいところまで検討する余地を提示してくださった手島智子編集長をはじめ、青春出版社の皆さまには心から感謝の意を表します。そして、傍にいて作成を手伝ってくれた、妻であり精神科医の白石京子にありがとうを言わせてもらいます。

私がまだ若く、頚椎の手術にプレッシャーを感じていたとき、彼女が言った言葉があります。うまくいかなかったことに対して人一倍悩む性格だからこそ、最も危険な手術をする医者に適しているのだと。その言葉が頚椎手術の専門家になるという決意の後押しをしてくれました。

著者紹介

白石建　白石脊椎クリニック院長。東京歯科大学市川総合病院整形外科客員教授。中華人民共和国大連市第二人民病院整形外科客員教授。日本脊椎脊髄病学会名誉会員。1950年大分県生まれ。慶應義塾大学医学部を卒業。大手総合病院勤務、ロンドン留学、東京歯科大学市川総合病院勤務を経て、2016年、自由診療の白石脊椎クリニックを開業。頚椎外科史上初めての「筋肉への低ダメージ手術」（白石法）を開発し、国際的にも高い評価を受ける。この日本の低侵襲脊椎外科の第一人者が、一人でも多くの脊柱管狭窄症の患者さんを救いたい、と筆をとりました。あふれる情報に振り回されないために必読の１冊です。

世界的《せかいてき》な脊椎外科医《せきついげかい》が教《おし》える
やってはいけない「脊柱管狭窄症《せきちゅうかんきょうさくしょう》」の治《なお》し方《かた》

2018年９月30日　第１刷
2020年５月５日　第３刷

著　　者　白石《しらいし》　建《たてる》
発 行 者　小澤源太郎

責任編集　株式会社　プライム涌光
電話　編集部　03(3203)2850

発 行 所　株式会社　青春出版社
東京都新宿区若松町12番１号 〒162-0056
振替番号　00190-7-98602
電話　営業部　03(3207)1916

印　刷　中央精版印刷　　製　本　大口製本

万一、落丁、乱丁がありました節は、お取りかえします。
ISBN978-4-413-23100-8 C0047